改訂第2版

新解釈
わかりやすい
救急救命士法

―救急救命士の未来像と新たな法解釈―

総合監修

一般社団法人病院前救護統括体制認定機構

へるす出版

巻 頭 言

　平成29年の統計によると，救急隊の全国総搬送数573万人の6割近くが65歳以上の，3分の1以上が75歳以上の高齢者で占められています。高齢化率（人口に占める65歳以上の割合）が21％より高いと世界保健機関は超高齢化社会と称していますが，わが国ではすでにそれを遥かに超えて，世界でもっとも高齢化の進んだ国となっています。ですから，毎年の搬送件数増加のほとんどが75歳以上であることについても十分に理解できます。このような超高齢社会のわが国では65歳未満の男性労働者数は減少の一途にあり，それを補うべく女性の社会進出が謳われ，また65歳以上の高齢労働者が増加している実態があります。総労働力を保つことは，わが国の経済，そして社会保障を維持するための要です。安心して暮らし働くためには社会のセーフティネットの十分な確保が必要です。

　言わば，病院前救護における安心の強化でもある救急救命士法の成立は平成3年です。当時，わが国は高齢化社会（高齢化＞7％）になってはいましたが，まだ高齢社会（同＞14％）ではありませんでした。しかし時は流れ，現在では自治体消防による救急搬送の増加が正に逼迫状態です。そのようななか，病院に勤務する救急救命士が急変した患者宅に病院救急車で赴くなど，地域の高齢者搬送に貢献している事例も今や散見されます。

　そして昨年，消防や警察などの行政機関に属していない救急救命士の有資格者（いわゆる民間救急救命士）が活躍できる社会的な仕組みを構築するために，一般社団法人病院前救護統括体制認定機構が設立されました。民間救急救命士に係るメディカルコントロール体制の構築，彼らの知識と技能などの維持・向上，指示・指導に当る医師の育成，民間救急救命士を雇用する組織や企業の質評価など，着々と歩を進めています。前述の病院救急車は自治体による救急業務を補完する役割でもありますが，ドクターカー・ドクターヘリへの搭乗，各種イベントや集客施設での活動，超高齢社会における災害対応など，民間救急救命士ならではの利活用について今後に多々議論されていくと思われます。

　本書は救急救命士法の理解をまずはいざなうものですが，理解の暁にはわが国のこれからにとって救急救命士の有資格者に期待される社会的意義についても，有資格者を含めて関係する各位で共有できることを希望する次第です。本書が多くの方々に広く有効に活用されることを願います。

平成30年5月吉日

独立行政法人労働者健康安全機構　理事長

有賀　　徹

序

　救急救命士の活動を規定する救急救命士法は1991年に施行されました。それから27年が経過し救急救命士は約5万9,500名以上育成されてきました。しかし，このうち消防の現場で働く救急救命士は半数強の3万5,000名前後と見られ，プレホスピタルを担うべき貴重な人的資源が有効に使われているとは決して言いきれません。

　救急救命士法に関連する法律として，地方公務員法，医師法，消防法等がありますが，これらの旧法よりも救急救命士法はプレホスピタルの活動では優先されるべき法律と思われます。この法律のもと救急救命士は傷病者が病院に搬送されるまでの間の処置を医師に代わり実施する資格ですが，残念ながらその活動条件には制限があります。本来の国民の期待とは逆に救急救命士制度は制限が多く，医療者の一員としての活動を危惧する声も聞こえるようになっています。

　本書では，救急救命士は国民のニーズに沿った医療者としての法的存在であり，救急救命士の行う医行為の法解釈を述べるものであります。そしてさらには，消防機関に所属する救急救命士だけではなく，消防機関以外の警察・自衛隊・海上保安庁あるいは，すでに全国で500名以上存在するといわれる病院内救急救命士，役場救急，多数集客施設等，様々な救急現場で働いている民間救急救命士を含む，すべての救急救命士が法的に遵守すべき事柄を述べ，国民が期待する救急救命士の将来像を構築することに言及しています。

　本書を手にする諸氏が正しく救急救命士法を理解し，職域や業務拡大を含む全救急救命士の将来像を築いていただくことを願います。

　平成30年5月吉日

一般財団法人日本救護救急財団　代表理事

島崎　修次

総合監修

一般社団法人病院前救護統括体制認定機構

監修（法律）

早川　忠孝（一般財団法人日本救護救急財団）

岡田　康男（太陽コスモ法律事務所）

監修（医学）

有賀　　徹（独立行政法人労働者健康安全機構）

島崎　修次（一般財団法人日本救護救急財団）

編　集

喜熨斗智也（国士舘大学体育学部スポーツ医学科）

渡部須美子（一般財団法人日本救護救急財団）

田中　秀治（国士舘大学大学院救急システム研究科）

執　筆

岡田　康男（太陽コスモ法律事務所）

喜熨斗智也（国士舘大学体育学部スポーツ医学科）

山崎　明香（一般財団法人日本救護救急財団）

島崎　修次（一般財団法人日本救護救急財団）

白川　　透（日本救急システム株式会社）

鈴木　健介（日本体育大学保健医療学部救急医療学科）

田中　秀治（国士舘大学大学院救急システム研究科）

長谷川瑛一（日本救急システム株式会社）

原　　貴大（国士舘大学大学院救急システム研究科）

早川　忠孝（一般財団法人日本救護救急財団）

津波古　憲（国士舘大学防災・救急救助総合研究所）

執筆協力

川村　　裕

目　次

Ⅰ　救急救命士制度の変遷と現状，これからの課題 …………………… 1

1. わが国のこれまでの救急医療体制の変遷と救急救命士法が
施行された背景 ……………………………………………………………… 1

2. 救急救命士の育成の現状と問題点 ……………………………………… 5

Ⅱ　救急救命士法の新しい解釈―主要条文解説 …………………………… 14

1. はじめに ………………………………………………………………………… 14

2. 第2条（定義）………………………………………………………………… 17

3. 第43条（業務）……………………………………………………………… 21

4. 第44条（特定行為等の制限）…………………………………………… 22

Ⅲ　社会で活動する救急救命士の役割 ……………………………………… 26

1. 市民マラソン大会等のマスギャザリング体制における救急救命士の
役割と社会的認知と法解釈 ………………………………………………… 26

2. 集客施設における救急救命士の役割と法解釈 ……………………… 30

3. 民間救急搬送業者における救急救命士の役割と法解釈 ………… 33

4. 病院に所属する救急救命士の役割と診療報酬についての法解釈 …… 38

5. 民間救急救命士の現場活動とメディカルコントロール ………… 42

Ⅳ　救急救命士が遭遇する事例集　Q&A ………………………………… 53

1. 医師の電話による指示なしに救急救命士が特定行為を行った場合の
法解釈について ……………………………………………………………… 53

Q. 医師のオンライン・メディカルコントロールによる具体的指示なしに
特定行為（気管挿管）を実施した場合は違法となりますか？

2. 救急救命士が創傷資材で傷の処置をすることや，処方薬を介助する
ことの法的解釈について ………………………………………………………58

Q. 救急救命士が絆創膏やガーゼで創傷処置をする行為は違法ですか？

Q. 救急救命士が傷病者本人に処方されている坐薬を挿入することは
違法ですか？

3. 心室細動を起こしている傷病者に対して除細動を行わなかった場合
の法的問題について ……………………………………………………………63

Q. 心室細動を起こしている傷病者に対して除細動を行わなかった
場合の法的問題について教えてください。

4. 救急救命士の気管挿管や薬剤投与の「認定」の法的効力について ………67

Q. 救急救命士の気管挿管や薬剤投与は，「認定救急救命士」でなければ
実施することはできないのですか？

5. 救急救命士が救急用自動車に乗らない状況で業務を行うことは可能か ……70

Q. 救急救命士が救急用自動車以外の車両で業務を行うことは可能ですか？

6. 救急救命士が業務外で特定行為・救急救命処置を行った場合の
法的問題について ………………………………………………………………73

Q. 救急救命士が業務外で特定行為・救急救命処置を行った場合，
違法ですか？

7. 救急救命士の病院での活動と実習について ………………………………76

Q. 病院に所属する救急救命士がドクターカーで救急現場へ出動した場合
に，特定行為を実施することは可能ですか？

8. 救急救命士の病院での活動と実習について ………………………………77

Q. 病院に所属する救急救命士は，病院内でどこまで診療の補助をすること
が可能ですか？

9. 救急救命士の病院での活動と実習について ………………………………79

Q. 救急救命士有資格者および救急救命士養成課程者の病院実習では，意識の
ある傷病者に静脈路確保を行う際に，本人または家族の同意が必要ですか？

10. 救急救命士の病院での活動と実習について ……………………… 83

    Q. 消防組織や海上保安庁等に所属していない救急救命士でも，再教育とし
    て病院実習ができますか？

11. 日本版善きサマリア人法の必要性について ……………………… 84

V 救急救命士の未来像 ……………………………………………… 89

1. 救急救命士の誕生の背景 ………………………………………… 89

2. 救急救命士の現状 ………………………………………………… 89

3. 救急救命処置 ……………………………………………………… 90

4. 救急救命士に求められているものとは？ ……………………… 92

5. 救急救命士の専門性 ……………………………………………… 93

6. 救急救命士が求められている場所 ……………………………… 94

7. 救急救命士のこれから …………………………………………… 95

I 救急救命士制度の変遷と現状, これからの課題

1 わが国のこれまでの救急医療体制の変遷と救急救命士法が施行された背景

はじめに

　わが国では，1970年代のモータリゼーションの華やかなりしころ，交通事故死亡の激増という要因も加わり，重症救急患者を収容する第三次救急医療機関としての救命救急センターが整備され，さらに初期・第二次救急医療を支える救急告示医療機関制度，夜間救急診療所などの救急医療体制が整備されるようになりました。そして初期，第二次および第三次の医療機関側の受け入れ体制は，概ね整備されてきましたが，救急車による搬送途上の医療に医師等が関与することは少なく，救急隊員の実施する応急処置の範囲も限られ，搬送途上の医療の確保は十分ではなく，その充実が喫緊の課題でした。

　当時フジテレビのニュースキャスターであった黒岩祐治氏が番組で救急医療のキャンペーンを組み，マスメディアを介して国民に救急医療の現状を紹介して問題点を訴えるなど，病院前の医療体制整備が国民的に議論されるようになり，厚生省（当時）は，平成元（1989）年9月に「救急医療体制検討会」を設置し，救急医療体制全般に関する検討を開始しました。

　そして平成2（1990）年8月および12月の同検討会の中間報告において，緊急を要する搬送途上の医療を確保するためには，医師等が救急用自動車に同乗して直接救急現場に出動するドクターカー制度の充実と，搬送途上において医師の指示下に高度の応急処置を行うことのできる新たな救急救命士の資格制度の創設等が必要である旨が提言されました。この資格制度（救急救命士）の創設については，自民党社会部会に設置された「救急医療に関する小委員会」においても，新たな資格制度を創設するための「救急救命士法」案が作成され，平成3（1991）年3月12日の閣議決定を経て，同日国会に提出，平成3年4月18日，国会において法案は全会一致で可決され「救急救命士法」が成立しました。しかし救急救命士法には数々の付帯条件が日本医師会や学会からつけられ，救急救命士の行う行為にはさまざまな制限が設けられました。

I 救急救命士制度の変遷と現状，これからの課題

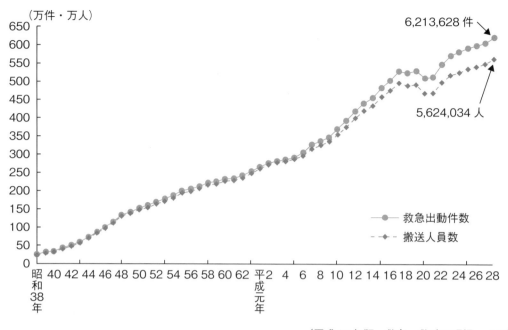

（平成29年版　救急・救助の現況．より）

図2-1　救急出動件数および搬送人員数の年次推移

1）救急救命士の職域拡大と消防救急隊員以外の救急救命士の有効活用についての効用

　近年，高齢者人口の増加や疾病構造の変化等により，虚血性心疾患，脳血管疾患などによる呼吸・循環不全に陥る患者数が急激に増加し，救命救急センター等の救急医療機関に搬送される患者数は増加しつづけ，平成28年にはついに搬送人員560万人を超える事態となりました（図2-1）。同様に救急車による搬送を必要とする救急需要は毎年増加し，救急車の出動件数に対して消防の対応には限界が来ています。結果，年々救急車の要請先への到着時間が延び，救命率を低下させる要因の一つとなっています。

　自治体消防は地域住民からの救急要請があれば断ることはできないという理由で，消防職員である救急救命士が必ず対応することとなっています。また消防法により傷病者は救急指定病院へ搬送することが定められていることから，本来は救急搬送の緊急性や必要性が少ない軽症者や高齢者人口の増加に伴い救急搬送をやむなくする軽症・中等症傷病者が救急病院に殺到し，地域救急医療体制を圧迫しています。第二次救急医療機関，救急告示病院の減少とも相まって，これらの受け入れに伴い地域の救命救急センターの負担が増加することにより，本来業務である重症患者の受け入れが不可能な状況に陥りはじめています。

　搬送傷病の重症度は図2-2に示すように，全搬送件数の49.3％に軽症者が，41.0％に中

等症が占められ，これらの初期・第二次救急医療患者の受け入れが不十分なため，地域の救命救急センターがカバーすることになり，結果的に，救命救急センター適応の重症患者の受け入れが不可能な状況に陥っています。現在の救急要請のうち救急救命士法で定められている重度傷病者に該当するのはわずか10%程度にすぎません。

近年は軽症患者を搬送するため総務省消防庁で認可がなされている民間患者搬送サービスが全国に存在するものの，このような民間救急において救急救命士として活動をすることはほとんどありません。その理由として救急救命士法は現場から病院までの救急搬送途上の「重度傷病者」を対象にした法律であるため，重症度・緊急性が低い病院間転送患者は，事実上，民間搬送会社では救急救命処置の対象である重度傷病者には該当しにくい点です。また，救急救命士としての活動を行うための機材を載せていないことなどが問題です。

一方，現在，民間救急搬送事業で救急救命士を擁し民間救急搬送事業者の地方公共団体による認定制度を受けている事業者もないわけではありません。しかし事業者認定を受けた民間救

傷病程度別搬送人員の割合

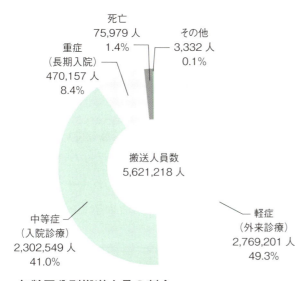

年齢区分別搬送人員の割合

年齢区分 程　度	新生児	乳幼児	少　年	成　人	高齢者	合　計
死　亡	65 (0.5)	428 (0.2)	291 (0.1)	12,558 (0.1)	62,637 (1.9)	75,979 (1.4)
重　症 (長期入院)	1,774 (13.4)	4,090 (1.5)	3,966 (2.0)	107,958 (5.0)	352,369 (11.0)	470,157 (8.4)
中等症 (入院診療)	9,890 (74.7)	57,900 (21.4)	47,189 (23.3)	618,859 (32.3)	1,568,711 (48.8)	2,302,549 (41.0)
軽　症 (外来診療)	1,460 (11.0)	207,956 (76.9)	150,625 (74.5)	1,177,850 (61.4)	1,231,310 (38.3)	2,769,201 (49.3)
その他	50 (0.4)	141 (0.1)	118 (0.1)	1,229 (0.1)	1,794 (0.1)	3,332 (0.1)
合　計	13,239 (100)	270,515 (100)	202,189 (100)	1,918,454 (100)	3,216,821 (100)	5,621,218 (100)

（平成29年版　救急・救助の現況. より）

図2-2　傷病程度別・年齢区分別搬送人員の割合

Ⅰ　救急救命士制度の変遷と現状，これからの課題

急車は緊急車両としてカテゴライズされますが，サイレンを鳴らして優先走行することはできません。また，傷病者が搬送中に心肺停止状態になったときしか救急救命士は特定行為ができません。結果的に民間救急車で搬送中に容態が急変した場合は，消防署の救急車を呼んで引き継ぐなど，きわめていびつな状況になります。処置をすることを許された資格者がいる認定を受けた民間救急車でも，救急救命士が乗車していれば救急救命処置を今後可能にすべきです。

2）大規模集客施設，交通施設，学校，イベントでの救護に救急救命士を活用

かつては何か事故が起きてから，傷病者が発生してから，現場に救急車を要請するという発想でした。しかし現在は，突然の心停止に備えてあらかじめ各所にAEDを設置し，一般市民に応急手当を期待するようになっています。これを一歩進めてAEDと同じように，有事に備えてテーマパーク，競技場，商業施設，海水浴場などの大規模集客施設，駅，空港などの交通施設，学校などに救急救命士を配置し，救急救命士として「業」が行えるようになりました。

救急救命士など消防機関では現在年間約150万人以上の一般市民を指導していますが，彼らへの応急手当，AEDの使い方や，BLS講習会あるいは，学校教員へのエピペン®の使用の仕方，救命知識を一般に普及させる保健師的な業務を行うべきで，これをサポートすべく救急救命士の法律上の業務としての法的位置づけ，普及を図ることが望まれます。

3）病院救急救命士とその業務

医療機関に搬送された救急患者に病院内で救急救命士がかかわることは，現行法では想定されていません。しかし，現実に救急患者を直ちに医師が診察できるばかりではないため，その補完として救急外来に救急救命士を置く病院が少なくありません。しかし，現行法では，病院内・救急外来での救急救命処置は認められていません。その代わりに注目されるのが，病院前でのトリアージや救急外来の補助や病院救急車の運行や，コールトリアージなど病院の担うプレホスピタル業務が救急救命士の新たな役割です。

病院に所属する救急救命士とは，病院に雇用されている救急救命士です。救急救命士法施行規則第24条には「法第46条第2項の厚生労働省令で定める機関は，病院，診療所及び消防機関とする」と明記されています。すなわち，救急救命士法や救急救命士法施行規則の中で病院に所属する救急救命士の存在は公的に認められています。現状で500人近く存在する病院救急救命士が行っているのは，病院救急車やドクターカーの運行，包括医療の中での在宅や老人医療施設などからの転送と病院間搬送です。さらには，病院への電話問い合わせに対応するコールトリアージや，外来での救急隊との申し送りなど病院においてもやることは山積しています。医学生や看護学生，救急救命士学生への臨床教育はそれ

を十分に行える指導経験や，インストラクター資格など，制度上の講習指導資格の裏づけがあれば実施は可能です。また看護助手のような非医療資格者で行われるタスク業務自体も何ら法的に否定されるものではありません。またより専門知識を必要とする病院内で救急救命士が行う業務内容として，ウツタインデータの入力やトラウマレジストリーの入力，ドクターカー業務やドクターズクラーク業務ほかさまざまな業務が実施可能です。

さらに防災（訓練企画運営や防災リーダー教育）・災害対策活動，院内・院外での心肺蘇生や応急手当の普及啓発活動（講習会・演劇），イベントでの救護班派遣，災害支援のためのDMAT班に含めている医療機関もあります。現在，業務内容や雇用形態はさまざまですが，病院に所属する救急救命士は消防機関救急救命士に次いで数多く存在しているのです。

おわりに

高齢者人口が増え非救急高齢患者搬送が毎年増加しています。これらの包括医療における患者搬送を含め，近年におけるスカイツリー等の大規模集客施設の開業や東京マラソン等の大規模集客イベントの開催，さらには2020年の東京オリンピックのファーストレスポンダーやフィールド内の救護等，社会環境の著しい変化に対応し救急救命士が活躍すべき場はますます拡大しており，救急救命士の社会活用の機会は増えていきます。

今後，救急救命士の利活用を進めるためには，まず消防組織以外に地域で民間救急救命士の活用を図るためのメディカルコントロール体制の構築と救急救命士の卒後教育を充実させるシステム構築が喫緊の課題です。また救急救命士資格保持者全員に均等な生涯教育の機会を与え，他の医療資格とのカリキュラムの読み替えや相互乗り入れなどにより，国家試験受験資格を得られるようにするなど，医療資格取得について効果的で合理的なステップアップの道を開くべきです。

（島崎　修次）

2 救急救命士の育成の現状と問題点

はじめに

わが国では救急救命士が病院前救護の専門家として，またプレホスピタルケアを担う医療従事者として働けるように，平成3（1991）年に救急救命士法が施行され病院に搬送されるまでの処置を医師に代わり実施することとなりました。しかし国民からの期待に応えるための救急救命士制度ですが，制度施行から27年が経過した現在，さまざまな社会的状況の変化や処置範囲の限定などから，十分効果を上げられているとはいえません。本来

Ⅰ　救急救命士制度の変遷と現状，これからの課題

医師の手が届かない，救急の現場，搬送途上，災害現場での救助や，救急救命処置，さらには現場の状況からみた重症度や緊急度の判断など，救急救命士でなければできない専門領域があります。

本節では救急救命士制度の問題点を再考察し，国民から救急救命士に求められる処置や職域の問題に言及します。

1）救急救命士の量的充足

現在，救急救命士は年間約2,500人が資格を取得しています。内訳は1,300人強が救急救命士の民間養成施設〔44（うち大学が17）校：平成29（2017）年4月現在〕であり，1,200人強が消防機関・総務省消防庁の行う公的救急救命士養成施設（11施設），さらに自衛隊（3施設）などです。平成30（2018）年3月に，第41回救急救命士国家試験が行われ，救急救命士の合格累計数は59,500人を超え，この中で，消防機関に所属する救急救命士は約35,000人となりました。

この結果，全国で5,140台ある救急車の98.9％に救急救命士が勤務することとなりました。一方，消防機関に属さない救急救命士は24,500人程度と増加の一途をたどっています。このうち約8,000人は看護師資格と救急救命士資格を所有しているダブルライセンス取得者です。しかし残る16,500人は非消防救急救命士です。消防機関を退職したOBを含め，最近では民間救急救命士養成校を卒業した救急救命士が増加してきており，その職域は多様化してきています（図2-3，表2-1）。

救急救命士は本来，傷病者が病院へ搬送されるまでに救急救命活動を行う，いわゆる病院前救急医療の専門家として国家医療資格を与えられていますが，法律上の処置の場の限定，対象処置傷病者の限定があることから，救急救命士はその能力を十分生かし切れているとはいえません。これは社会的な損失というべきでしょう。

救急救命士は病院前のスペシャリストとして現場から国民のニーズに沿うべき本来の役割があるにもかかわらず，救急救命士の活動はメディカルコントロール体制を整備してきた消防機関に所属する救急救命士を主にしています。

消防機関以外の警察・自衛隊・海上保安庁・さらには救急救命士としてさまざまな病院前の場所で現実に労働している民間救急救命士を含め，すべての救急救命士を対象とした救急救命士の活動のあり方や生涯教育を含むメディカルコントロール体制などを確立すべきであり，本来，国民が期待する救急救命士の新しい将来像との整合を図ることが重要です。

2）救急救命士の導入と臨床的効果

総務省消防庁の報告では，数のうえでは充足してきたと考えられている救急救命士です

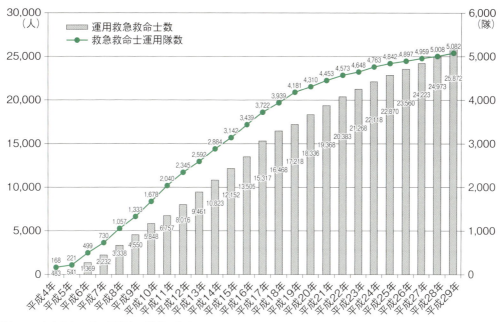

(注) 1 各年とも4月1日現在の数値である。
    2 東日本大震災の影響により，釜石大槌地区行政事務組合消防本部及び陸前高田市消防本部のデータは除いた数値により集計している。

(平成29年版　救急救助の現況．より)

図2-3　救急救命士数の推移と消防機関内で働く救急救命士数の推移

表2-1　民間養成校卒業生と救急救命士資格保有者の推移

JESA卒業生進路の推移	消防	警察・自衛隊・海保	病院・医療機関	民間救急	その他企業	進学	就職浪人	その他
平成19年度	451	28	30	5	52	17	245	59
平成20年度	433	14	48	2	39	29	208	71
平成21年度	437	21	43	4	43	23	182	79
平成22年度	384	13	45	5	32	21	191	90
平成23年度	410	48	78	7	48	31	223	77

〔2012年度JESA（全国救急救命士教育施設協議会）調べによる〕

が，その費用対効果は明らかにされていません。救急救命士の育成費用は一概に計算することはできません。一説には救急救命士課程の育成費用は1人300万円程度ともいわれており，概算でも消防機関所属の救急救命士約30,000人の育成には地方自治体の支出費用は900億円と算定されます。

一方，救急救命士の導入効果はその処置の対象である重度傷病者（厚生労働省令では当面の間は心肺蘇生傷病者と定義されている）の蘇生率の推移で評価が試みられています。

7

I 救急救命士制度の変遷と現状，これからの課題

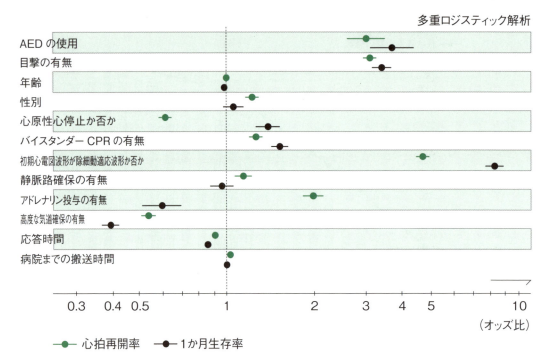

図2-4 ウツタインデータを用いた救急救命士が行い得る救急救命処置の効果の分析
（田中・田久ら）

　院外心停止傷病者の蘇生率は平成3（1991）年の救急救命士制度開始時には2.9％であったのが，毎年少しずつではありますが改善をみています。平成23（2011）年の院外心停止全体の1か月後生存率は8.3％と改善しました。平成28（2016）年には目撃ありの院外心停止の1か月後生存率は13.3％と改善しています。その理由は，救急救命士制度の成熟と電気的除細動の包括的処置化，一般消防職員のAEDの使用，一般市民を含むバイスタンダーCPRの普及，PAD体制の普及などがあげられます。

　院外心停止傷病者の蘇生率改善の要因は画一的には解析は難しく，救急救命士の観察や判断の結果行われた処置の効果も当然判断材料としなければなりませんが，医学統計学的に目撃ありの心原性心停止に絞ると，心停止の目撃あり，AEDの使用や初期心電図波形がVFであること，バイスタンダーCPRなどの一次救命処置（BLS）実施が，救急救命士の行う気管挿管や静脈路確保，薬剤投与などの二次救命処置（ALS）よりも効果が高いことなどが，われわれの行った多重ロジスティック解析で明らかとなりました（図2-4）。

　しかし，現場で心拍再開が得られるようになるとますます必要なのが，より高度な二次救命処置です。

3）救急救命処置範囲の拡大の意味

　前述したように，傷病者が心肺停止に至る前に処置できるようになれば救急救命士の価

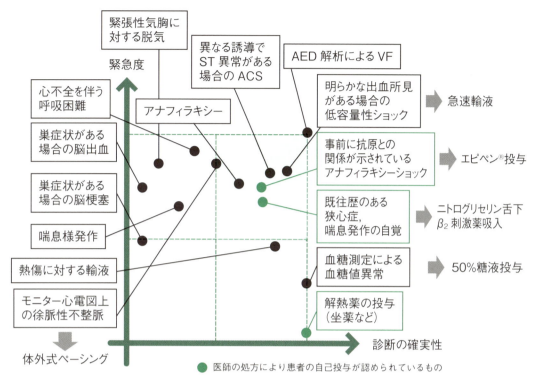

図2-5　今後の処置範囲拡大に向けたコンセプト（郡山ら）

値や存在意義が一段と高まります。非心肺停止傷病者の中で重症度や緊急度が高い重度傷病者として心疾患，脳卒中などの意識障害，アナフィラキシーショックや重度外傷などによる各種ショックがあります。これらの疾患においては病院前救護活動のゴールデンタイムが設定され，再還流や止血を得るまでの一定の時間内に病院に搬送し，治療を実施することが要求されています。その意味では，救急救命士の役割はプレホスピタルでの狭い意味での蘇生（とくに心肺蘇生）のみならず，外傷ショック，熱傷ショックへの輸液，外傷への救命処置，内科疾患への薬剤投与などが求められています（図2-5）。

　これまで病院前の現場で救急救命士は心肺機能停止傷病者にしか特定行為を実施できなかったことから，止血，被覆，固定，酸素投与，保温，口腔内吸引，体位管理，気道閉塞傷病者に対する用手的気道確保が重度傷病者に行い得る処置のすべてでした。しかし今後，心停止前に外傷傷病者に対して骨髄輸液や胸腔穿刺，脳卒中へのt-PAや急性冠症候群（ACS）へのニトログリセリンなどの投与が簡単にできれば，病院前処置による救命率は大きく改善します。

　現在，地域の救命救急センターでは，医師が自ら病院前の現場に出動するドクターヘリやドクターカーシステムを構築する施設が増加しています。しかしながら，ドクターヘリやドクターカーシステムは一部地域や特定の医療機関に限定されており，病院前救護の救

命率向上の鍵を握っているのは，全国4,000台以上の救急車に配置されている救急救命士であり，今後救急救命士による処置範囲拡大が必ず救命率向上に結びつくと考えられます[1]。

　事実，平成26（2014）年4月からは拡大2行為として処置範囲が広がりました。輸液に関してはショック指数の高い重症例においては300ml以上の急速輸液がバイタルサインの改善に有効，低血糖傷病者にはブドウ糖溶液投与が意識の改善に有効という結果が得られています。とくにこれら2行為拡大に際して科学的根拠（エビデンス）を得たことは，単に処置ができるということだけでなく，現行の救急救命士が拡大された処置を実施し，もし問題が生じ訴訟の対象となるようなクレームを受けたときに，このようなエビデンスが存在することが救急救命士自身を守ることになります。処置の拡大が今後ますます議論されていく際にメディカルコントロールや消防機関とコンセンサスやエビデンスを作りつつ進めるわが国の処置拡大の方法もまた重要です。今後の教育に取り入れるとともに，以下の概念を救急救命士の教育で検討すべきです。このようなわが国の現状において，諸外国のパラメディックにならい，現場の負担をかけずに救急救命士にもゆっくりと段階的に，特定行為を拡大していくことが日本の救急救命士制度の中でさらなる救命率改善の鍵です。

　現在，日本救急医療財団において救急救命士の処置拡大を議論する委員会が構築され，そこでの審議がなされるようになりました。多くの時間をかけて教育された救急救命士が，非心肺停止傷病者も含む重症傷病者に対し，多くの高度な救急救命処置を病院前の現場で実施できるようになれば，わが国の病院前救護の救命率をいっそう改善することが可能と考えられます。

4）救急救命士教育のあるべき姿とメディカルコントロールに関わる指導救命士の育成

　救急救命士は法のうえでも，確実な医療知識と処置技術を持ち救急救命処置の実施をもって，重度傷病者の救命率を向上させる目的があります。しかし，救急救命処置の中でも特定行為を実施する対象は，当面の間は重度傷病者のうち心肺機能停止傷病者とされてきました。

　一方で，現在の日本では高齢者人口の増加により救急医療を受ける対象が急速に変化してきています。心停止よりむしろ，救急救命士が遭遇する頻度が高い外傷や内科的救急などの重度傷病者に対して的確に観察・処置・判断ができることが救急救命士養成課程にも求められるようになりました。

　もう1つの課題は救急救命士を指導する指導者の育成です。この結果，指導救命士制度が構築されました。これは「救急業務のあり方に関する検討会」においても検討課題とされ，消防組織内でメディカルコントロールに含まれるon the job trainingができる指導救

命士の育成が急務とされています。

　一方，救急救命士の教育は卒前の養成課程教育，そして卒後の生涯教育に分けられます。また，養成課程教育は公的機関と私的機関に分かれています。

　現在，公的機関における救急救命士の養成課程教育では，座学26単位，臨地実習6単位を含め8か月〜1年で実施されています（おおよそ消防・自衛隊施設で10施設）。これに対して座学〔専門基礎分野10単位・専門分野51単位（臨地実習25単位を含む）計61単位〕の内容を2年から3年制専門学校で，さらに大学機関9校では基礎分野8単位を加え69単位を4年間で修得することが義務づけられています。公的機関10校，一般民間教育機関40校，計50校が救急救命士養成課程教育を行っています。

　これらの救急救命士養成課程の教育の内容は画一的なものでなく，学校により基本カリキュラムが組まれていますが，大別して，①座学で学ぶべき医学的知識，②手技（スキル）トレーニングのための十分な時間，③実践的な実施能力を育成するためのシナリオトレーニング演習，④病院実習や臨地実習での臨床病態の把握，⑤特殊疾患や病態の把握の5つを適切に養成機関内外で修得することが望まれます。

　もう1つの問題として病院演習があります。他国のパラメディック制度と比較するとわが国の救急救命士養成課程時間は約1,100時間（うち病院実習80時間）で実施されていますが，この時間は米国のロサンゼルスのパラメディックの教育1,063時間とまったく遜色ありません。唯一違いがあるのは，米国のパラメディック養成課程では消防・病院の臨地実習が640時間（約2/3）と長いことです。州によって違いがあるものの，これで救急救命士に約30剤の薬剤投与を許可しています。今後，わが国で充実しなければならないのが，消防署における臨地実習（実際に指導救命士がトレーナーとなり観察・処置・判断を実施する）や病院実習（実際に看護師がトレーナーとなり病院内で重症度のトリアージを学ぶ）の充実です。そのためには実習指導者の育成が急務です。これからは救急救命士の指導者の養成課程には，①救急救命処置の意味を理解させること，②理論的裏づけとなる正確な医学的知識を身につけさせること，③正確な手技を徹底的に修得させること，④一連の活動における手技・判断・病態の理解をさせること，⑤病態を的確に判断しベストの処置を選択できる能力などを身につける努力が必要であるとともに，救急救命士の中からこれらの教育にあたる指導者を育成することが喫緊の課題です。

5）解決すべき項目：メディカルコントロールの一環としての救急救命士の生涯教育

　救急救命士の養成課程教育と生涯教育の関係は，医師の資格取得前の教育と卒後教育に該当します。

　いったん救急救命士の資格を得た救急救命士は病院前医療者として，プロフェッショナ

ルとして常に自己研鑽を続けていかなければならず，このプロフェッショナルオートノ
ミーを維持することが生涯教育のもっとも重要な部分であるといえます。このように救急
救命士の生涯教育または指導救命士の育成は養成課程以上に重要ですが，現在は地域メ
ディカルコントロール協議会単位に委ねられています。しかし，指導救命士の内容は地域
メディカルコントロール協議会によって大きく異なっており，またすべてのメディカルコ
ントロール協議会で実施できているわけではありません。また，救急救命士全体からみて
も消防機関に属する救急救命士しか実施できていないのが現状でした。そこで平成29
（2017）年5月に病院前救護統括指示体制が構築され，消防機関以外の救急救命士の継続
教育や生涯教育も平成30（2018）年1月から開始されています。今後はこの制度が定着
すると，民間救急救命士も消防機関と同様に128時間／3年の生涯教育を受けなくてはな
りません。

　前述したように救急救命士の生涯教育で必要な5つの教育要素となるのが，①座学で学
び維持すべき医学的知識，②手技（スキル）の維持のための十分な研修時間，③実践的な
実施能力を維持するためのシナリオトレーニング，④病院実習や臨地実習での臨床病態判
読力の維持，⑤特殊疾患の病態の把握と対処の維持です。このうち，わが国でもっとも欠
けているのが実践的な実施能力を育成するためのシナリオトレーニングと病院実習や臨地
実習における傷病者の臨床病態の把握です。民間の救急救命士の生涯教育には128時間の
うち救急救命士に求められる新しい知識（24時間），技術（64時間；病院実習，救急車同
乗実習やシミュレーション実習など），そして40時間の学術セミナーへの参加などがあり
ます。今後，もっとも充実しなければならないのが，消防署における継続的な臨地実習（実
際に指導救命士がトレーナーとなり，観察・処置・判断をon the jobで実施すること）や
off the jobにおける病院実習（救急認定看護師が救急救命士の病院内実習におけるプリセ
プターとなり，病院内で外来患者の重症度のトリアージ方法を学ぶ）です。これらの教育
にあたる指導者の育成やレベルアップは今後の課題として重要です。一方，JPTECや
PSLS，PCEC，PEMEC，PEEC，PBECなどに代表されるシナリオベーストレーニングコー
スも継続的に実施しなければなりません。これらの教育概念は，経験を有する救急救命士
といえども実施されなければなりません。

おわりに

　平成3（1991）年に救急救命士法が施行されてから27年が経過しました。2000年を過ぎ
てから気管挿管や薬剤投与など処置範囲の見直しがたびたび行われました。さらにウツタ
イン様式の導入により院外心停止に対して客観的な評価が可能となりました。蘇生率から
みると，この15年でもっとも有効であった処置は特定行為ではなく，救急隊員全体が包
括的指示下の除細動を行ったことです。しかし，救急救命士の質の高いCPR（ハイパフォー

マンスCPR）や薬剤投与の活動ができれば，さらに蘇生率は改善できると考えられます。このことを念頭におき，今後の処置範囲拡大には，①医学的な有効性があること，②搬送時間を延長させないこと，③病院において行われている処置であること，④これらのシステムの利益を受けるのは一般市民であることなどが求められます。消防機関所属であっても民間救急救命士であっても均等な生涯教育を受講でき，質の高い病院前救護を展開できるようにすることが求められるようになってきました。

【参考文献】

1）佐藤栄一：救急医療の現状と救急救命士の処置範囲拡大．平成23年度全国救急救命士教育施設協議会総会．
（http://kyuumeisi.jp/satohH23.pdf　2012.12.3引用）

2）田中秀治：「救急救命士の今後の処置拡大」資料 救急救命士制度研究会第1回大会・総会：12, 2012.

3）松原僚，山本美樹，福岡菜々美，他：救急車搬送業務への救急救命士の関わり．日臨救急医会誌 15：349, 2012.

4）榎本敬忠，渥美生弘，有吉孝一，他：救急救命士制度の発展　法改正と職場開拓．日臨救急医会誌 15：262, 2012.

5）松月みどり：急性期病院で実践する救急救命士の役割の検討．平成19年度 救急振興財団助成研究．

6）社会医療法人財団 石心会 川崎幸病院 EMT科．
（http://saiwaihp.jp/departments/section/emt.php 2012.12.3引用）

7）救急救命士の社会的利活用検討協議会：救急救命士の社会的利活用について（作業部会答申概要版）．平成29年3月．
（https://www.abpmo.org）

（田中　秀治）

Ⅱ 救急救命士法の新しい解釈 ―主要条文解説

1 はじめに

そもそも職域は制限されていない

　救急救命士法を解釈するにあたり，もっとも誤解があるとすれば，救急救命士という資格を保有すると消防職員になる以外には活動の場がないようにいわれていることではないでしょうか。

　救急救命士法第44条第2項に「場の制限」が規定されていますが，しかしそれがイコール職業の限定とはなりません。

　救急救命士は消防職員として活動する以外にも十分に活躍の場があります。

　救急救命士法という法律では「職業」を規制していない。職業を制限することは憲法上できない。

　まずはそのことを最初に述べておきます。

救急救命士制度は，国民のための制度でなければならない

　救急救命士制度が発足してから早27年が経過していますが，救急救命士制度が制度設計された当時と現在とでは，あまりにも社会情勢が異なってきております。

　救急救命士の未来がどうあるべきか，という議論を交わすと，なかには「変化を求めていない」，「制度を変える必要がない」といった声も聞かれます。

　困っているのは救急救命士民間養成校で救急救命士資格を取得した民間救急救命士だけであって，消防に勤める救急救命士は困っていないという声もたくさん聞かれました。

　しかし，救急救命士は誰のためにあるのでしょうか？

　救急救命士制度は，消防のためでもなく医師のためでもない，まさに国民のための救急救命士制度でなければなりません。

　そのことをおろそかにしていたのでは，救急救命士法の解釈を誤ることになります。

　さて，皆さんは，救急救命士制度を本当に国民のための制度として発展させようとしておられますか。

　そのことをまず問いたいと思います。

救急救命士制度に対する社会のニーズは大きくなっている

　病院前救護（プレホスピタルケア）での救護活動やAED等の使用によって救護を要する方々の蘇生率や社会復帰率が有意に向上していることは，医学的にも立証されております。

　超高齢社会を迎え救急車の利用が格段に増えることにより，救急患者のたらい回しや救急患者の受け入れ拒否など救急医療の現場でさまざまな問題が発生しておりますが，救急救命士を積極的に活用することにより，こうした医療問題の一部も解決に向かう可能性があります。

　緊急事態に陥った際の初期の対応がどれほど重要かということは，大災害を経験した国民誰もが認識をしているところです。

　救急救命士として活動できる「場」は救急救命士法で限定されていますが，救急救命士の知識や技術を必要とする「場面」は実に多く存在しています。

　今，時代が，「救急救命士」という病院前救護の専門の知識を持った医療従事者を求めています。

　救急救命士制度は，時代のニーズに合わせて発展していかなければなりません。

　救急救命士が持っている知識や技術は，もっともっと国民のために活用されるべきです。

救急救命士法の法的位置づけ

　法を作るのは，いうまでもなく国会です。

　憲法で国権の最高機関として立法府である国会が位置づけられていることは，皆さんご承知のはずです。

　憲法第13条は，「すべて国民は，個人として尊重される。生命，自由及び幸福追求に対する国民の権利については，公共の福祉に反しない限り，立法その他の国政の上で，最大の尊重を必要とする」と明記しております。

　救急救命士法は憲法第41条および憲法第59条に基づいて国会が制定したものですから，当然，憲法第13条の縛りが働いております。

　救急救命士法の解釈にあたって，医師法第17条をいかにも医療の世界における憲法のように解釈する方もおられますが，私は，医師法も救急救命士法も法律としては同格であり，国民の福祉のための法だと考えております。

　したがって，救急救命士法の解釈にあたっても国民の福祉という観点から考えるべきである，というのが私の立場です。

救急救命士の活動を支えるための救急救命士法にしていく必要

現在の救急救命士制度の設計には，救急救命士の皆さんはまったく関与していなかったことはご存じでしょうか。

現在，救急救命士資格を有しておられる方は59,500人程度になっておりますが，そのうち消防の救急救命士として仕事をされている方は35,000人程度，病院の中で仕事をされているいわゆる病院救急救命士が500人以上といわれております。

そういう状況の中で，毎年2,500人程度の救急救命士が誕生しています。

今の救急救命士法は，残念ながらこうした救急救命士の方々のすべての活動を支える法律の体系にはなっておりません。

法律や制度というものは，決して完全無欠なものではありません。

ですから，おかしいと気づいた人が声を上げることが必要になります。

救急救命の現場にいる人たち，救急医療の現場にいる人たちが「これはおかしい」と思ったら，自分たちのおかしいと思うことを率直に声に出していくことが必要です。

また，こうした人たちが声を出さなければ，何も変えられません。

救急救命士法の新しい解釈

これまでたくさんの救急救命士法の解釈本が出版されてきました。

しかし，どの解説も，救急救命士法を消防行政の目線から書かれた本が多く，消防機関で働かない救急救命士にとっては解釈に苦しむことも多かったのではないでしょうか。

本書は，「救急救命士制度は国民のためにある」ということを大前提として，救急救命士制度は国民のためにどうあるべきか，という視点から救急救命士法を解説しています。

なお，本書では救急救命士法第44条第2項の解釈として，これまで一部の方が展開されてきた論理とはやや違った解釈を採ったところがあります。

その中でもっとも大事だと思うことを，ここで指摘しておきます。

第一は，救急救命士法第44条第2項ただし書きの解釈として，救急現場で活動をする救急救命士に関して，救急用自動車に乗車して到着した救急救命士（到着型）に限られるものではなく，あらかじめ多人数集合場所等で待機している救急救命士（待機型）による救護・救急活動も積極的に肯定している点です。到着型と比較して待機型は救命率が圧倒的に高いため，救急救命士へのニーズが強く，実際に東京マラソン，東京スカイツリー等で実施され，救命の実績を上げています。

第二に，救急救命士が行い得る医行為ないし非医行為について，その範囲の拡大を試みようとしている点です。厚生労働省は，高齢者介護，障害者介護に関し，介護現場における実態に即して，無医療資格者が行い得る非医行為を拡大し，介護現場の円滑化を図っています。しかしながら，この姿勢は，むしろ医療資格者である救急救命士の救護活動にこ

そ求められるべき発想といえます。救護・救急の現場の実情に即して，国民利益の視点で実質的に判断されるべきものです。

　第三に，病院内救急救命士の活動に関し，院内現場における法的な制限を踏まえ，厳格なメディカルコントロールが必要であり，病院救急車の活動拠点として，また，救急救命士の教育実習の場として，有効に活用しなければなりません。

　なお私は，救急救命士法第44条第2項の「救急救命士は，救急用自動車その他の重度傷病者を搬送するためのものであって厚生労働省令で定めるもの（以下この項及び第53条第2号において「救急用自動車等」という。）以外の場所においてその業務を行ってはならない」という条項にある「その業務」とは救急救命処置を指していると解しております。

　救急救命士法第43条第1項が「救急救命士は，保健師助産師看護師法の規定にかかわらず，診療の補助として救急救命処置を行うことを業とすることができる」としており，第44条第2項の「その業務」は第43条第1項の「業とすることができる」という文言を受けての規定だと思うからです。

　このことは，第44条の第2項ただし書の書きぶりからも裏づけられると思います。

　第44条第2項ただし書は次のように規定しております。

　「ただし，病院又は診療所への搬送のため重度傷病者を救急用自動車等に乗せるまでの間において救急救命処置を行うことが必要と認められる場合は，この限りでない」

　いかがでしょうか。異論を述べる方もおられるでしょうが，私の解釈のほうが救急救命士の業務の実態に相応しており，立法の趣旨にも合致しているはずだと思っております。

　私の解釈が実務に定着してくれればありがたいと思います。

　もちろん，これで行政の実務が混乱することになるのは避けなければなりません。

　本書が，消防職員として活躍する救急救命士の皆さんのみならず，すべての救急救命士の皆さんのそれぞれの業務遂行上の指針あるいは活動の参考となることを願ってやみません。

（早川　忠孝）

2　第2条（定義）

1）第1項

　（1）第2条は，定義規定です。第1項は「救急救命処置」，「重度傷病者」について，第2項は「救急救命士」について，定義しています。

　「救急救命処置」とは，重度傷病者に対し（対象の限定），傷病が発生してから病院又

は診療所に搬送されるまでの間に行われる（場所の限定），気道の確保，心拍の回復その他の処置であって（行為の限定），症状の著しい悪化を防止し，又はその生命の危険を回避するために緊急に必要なもの（救護・救命の緊急必要性による限定）をいいます。

　救急救命処置の内容として「気道の確保，心拍の回復」があげられていますが，代表的な例を示したものであって（例示列挙），症状の著しい悪化を防止し，又はその生命の危険を回避するために救護救急上の必要性のある行為であれば，「その他の処置」として救急救命処置とされ得ると解されます。救急救命処置の範囲の内容に関しては，厚生労働省医政局指導課長通知 平成4年指第17号「救急救命処置の範囲等について」（改正 平成21年3月2日 医政指発第0302001号）が下記のとおり明示しています。しかし，本来，国民の権利・義務に影響を及ぼす事柄は，法律によるか，法律により権限を授権された政令・省令によることが必要であり（一般的には第44条第1項のように「厚生労働省令で定める救急救命処置」等と規定されます），この医政局指導課長通知は，法律により授権された政令，省令ではなく，行政解釈ですから，理論上は司法解釈により変更解釈される余地があり得ることになります。しかし，医政局指導課長通知は，医師，看護師，法学者などの専門家・有識者によって構成される厚生労働省の検討会での議論を踏まえて作成されていますので，その法律を所管する所管庁の解釈として事実上裁判でも尊重される可能性が高いといえるでしょう。

記

平成4年医政局指導課第17号「救急救命士による救急救命処置」改変

医師の具体的な指示で行うもの（特定行為）

① 乳酸リンゲル液を用いた静脈路確保のための輸液

② 食道閉鎖式エアウェイ，ラリンゲアルマスク又は気管内チューブによる気道確保

③ エピネフリンの投与

医師の包括的な指示で行うもの

① 自動体外式除細動器（AED）による除細動

② 精神科領域の処置

③ 小児科領域の処置

④ 産婦人科領域の処置

⑤ 自己注射が可能なエピネフリン製剤によるエピネフリンの投与

⑥ 聴診器の使用による心音・呼吸音の聴取

⑦ 血圧計の使用による血圧の測定

⑧ 心電計の使用による心拍動の観察及び心電図伝送

⑨　鉗子・吸引器による咽頭・声門上部の異物の除去

⑩　経鼻エアウェイによる気道確保

⑪　パルスオキシメーターによる血中酸素飽和度測定

⑫　ショックパンツの使用による血圧の保持及び下肢の固定

⑬　自動式心マッサージ器の使用による体外式胸骨圧迫心マッサージ

⑭　特定在宅療法継続中の傷病者の処置の維持

⑮　口腔内の吸引

⑯　経口エアウェイによる気道確保

⑰　バッグマスクによる人工呼吸

⑱　酸素吸入器による酸素投与

⑲　気管内チューブを通じた気管吸引

（２）救急救命処置の範囲については，平成３（1991）年に救急救命士法が施行されて以来27年が経過する中で，幾度か見直しが図られてきました。

　平成15（2003）年に，それまで特定行為とされていた「自動体外式除細動器（AED）による除細動」が包括的指示となり，さらに平成16（2004）年には，一般人でも使用可能なこととされました。

　また，平成16年には「気管内チューブによる気道確保」が，平成18（2006）年には「エピネフリンの投与」が各々特定行為として追加され，平成21（2009）年には「自己注射が可能なエピネフリン製剤によるエピネフリン投与」が救急救命処置として追加され，平成23（2011）年には「ビデオ硬性挿管用喉頭鏡を用いた気管挿管」が特定行為として追加されました。さらに，平成26（2014）年には「低血糖が疑われる患者の血糖測定で低血糖患者へのブドウ糖溶液の投与」と「心肺停止前の静脈路確保と点滴投与の実施」が救急救命処置として追加されました。

　救急救命処置は，以上のとおり年を経るごとに拡大されてきていますが，病院前救護の現場の目からは，いまだ十分とはいえない状況だとの声が多いことも事実です。救護・救命の現場の実情に即して，柔軟によりいっそう拡大を図ることが求められます。現在，現場からの要望として救急救命処置の追加が求められる処置としては，①外傷，心肺停止等に対する超音波による観察の実施，②心筋梗塞への硝酸薬の舌下，吸入などがあげられています。

（３）救急救命士の役割は，重度傷病者について「救護・救急救命」を図りながら，救急現場から医師の手に渡すことです。したがって，救急救命士は，重度傷病者の「症状の著しい悪化を防止し，又はその生命の危険を回避するため」という限度で処置を行うのであり，医師のような完治を目的とした行為をすることはできません。

Ⅱ　救急救命士法の新しい解釈―主要条文解説

　また，「緊急に必要なもの」という限度で処置が認められるのであり，救急救命士が為すべき処置は傷病者を安全に医師に手渡す目的での処置に限定され，搬送先の病院で行っても間に合う処置は，病院で医師が為すべきであり，救急救命士は行うことはできません。

　（4）「重度傷病者」とは，症状が著しく悪化するおそれがある傷病者，または生命が危険な状態にある傷病者をいいます。「著しく悪化するおそれ」とは，生命が危険な状態とまではいえないが，症状が重篤に向けて急速に悪化する場合をいいます。「生命が危険な状態にある傷病者」とは，心肺停止状態の傷病者に限定されるものではなく，現在は心肺の活動があるものの心肺停止が予測され生命が危険な状態にある傷病者も含まれます。

2）第2項

　（1）第2項は，「救急救命士」について定義しています。「救急救命士」とは，①厚生労働大臣の免許を受けて，②救急救命士の名称を用いて，③医師の指示の下に，④救急救命処置を行うことを，⑤業とする者をいいます。

　（2）救急救命士は，厚生労働大臣の免許（年1回以上行う救急救命士国家試験に合格することによって付与される）を受けなければなりません。

　（3）救急救命士は，救急救命士の名称を用いて業務を行います。この名称は，救急救命士の独占名称であり，救急救命士ではない者が，この名称又はこれに紛らわしい名称を使用してはならないとされ（法第48条），これに違反した場合は処罰されます（法第55条第4号）。

　（4）「医師の指示の下に」とは，救急救命処置のほとんどが医行為に該当することから，救急救命士は医師の監督の下に処置を行うことによって，救急救命処置の医療的質の担保を図ろうという趣旨です。「医師の指示」には「包括的な指示」と「具体的な指示」があります。「具体的指示」とは，医師と救急救命士が互いに即座に連絡を取り合える状況（オンライン）で，救急救命士が傷病者および救急現場の情報を医師に伝え，その情報に基づいて医師が判断し，救急救命士に対してする指示のことです。「包括的指示」とは，医師がメディカルコントロール協議会（注：消防法第35条の8）で作成したプロトコール，マニュアルなどにより，あらかじめ出している指示のことです。この場合，傷病者および救急現場の具体的な情報を医師が把握することは求められていませんが，医師の包括的指示に基づくというためには，事前の指示だけでなく，救急救命処置が行われた後に，医師がメディカルコントロール協議会などで，救急救命処置が正しかったかどうかを事後検証できる体制が必要となります。

　（5）「業とする」とは，救急救命処置を反復継続して行うか，1回であっても以後反復継続する意思をもって行う場合をいいます。

3　第43条（業務）

1）第1項

（1）第43条第1項は，救急救命士に，医師，看護師（保健師，助産師も含む）の業務独占の例外を許す規定です。

救急救命士は，病院前の救急医療について，専門の医療資格者としての国家資格を認められたものですから，医師，看護師による医療業務独占の例外として，診療の補助者として医療行為を行うことを認めたものです。

医師でなければ，医業はできませんし（注；医師法第17条），看護師（保健師，助産師も含む）でなければ，診療の補助はできません（注：保健師助産師看護師法第5条，第31条第1項，第32条）。このように資格を持つ者しかその業務ができない資格のことを，業務独占資格といいます。

「医業」とは，当該行為を行うにあたり，医師の医学的判断及び技術をもってするのでなければ，人体に危害を及ぼし，または危害を及ぼすおそれのあるいっさいの行為（医行為）を，反復継続する意思をもって行うことであると解されています（注：医政発第0726005号　平成17年7月26日 厚生労働省医政局長通知）。医師の医学的判断および技術をもってしなくても人体に危害を及ぼすおそれがない行為は，医行為になりません。例えば，自動血圧計による血圧測定などは，人体に危害を及ぼすおそれがない行為なので医行為とはされていません。

（2）ところで，救急救命士資格を持たない救急隊員が，救急救命処置の一部を合法的に行えるのはなぜでしょうか。

これは救急業務の中に，傷病者が医師の管理化に置かれるまでの間に，緊急やむを得ないものとして，応急の手当を行うことを含むとされていて（注：消防法第2条第9項），法令による正当行為（刑法第35条）として，違法性が解消されるからです。しかし，救急救命士資格を持たない救急隊員が行える救急救命処置は，総務省消防庁告示で定められており，特定行為などは除外されています（注：「救急隊員の行う応急処置等の基準」昭和53年7月1日　消防庁告示第2号）。

（3）それでは，救急救命士資格を持たない養成課程の学生や養成課程の消防職員が，実習で医行為を行えるのはなぜでしょうか。

これについては医学生や看護学生についてもまったく同じ問題があり，過去に議論が積み重ねられています。看護学生の実習の場合は，「看護師等の資格を有しない学生の看護行為も，その目的・手段・方法が，社会通念から見て相当であり，看護師等が行う看護行為と同程度の安全性が確保される範囲内であれば，違法性はないと解することができる。

Ⅱ　救急救命士法の新しい解釈―主要条文解説

すなわち，①患者・家族の同意のもとに実施されること，②看護教育としての正当な目的を有するものであること，③相当な手段，方法をもって行われることを条件にするならば，その違法性が阻却されると考えられる」（注；平成15年3月17日　厚生労働省「看護基礎教育における技術教育のあり方に関する検討会報告書」）とされています。救急救命士養成においても上記看護師等養成と同様に考えられます。

2）第2項

　救急救命士は，罰金以上の刑罰に処せられるなどの欠格事由（法第4条）に該当するときは，「救急救命士」の免許取消処分，または期間を定めて「救急救命士」名称使用停止処分になることがあります（法第9条第1項）。「救急救命士」の名称使用停止処分期間中は，「救急救命士」資格を有していても，業務を行うことはできません（法第43条第2項）。

4　第44条（特定行為等の制限）

1）第1項

　（1）「救急救命士」は，第43条第1項に基づき「救急救命処置」を行うことができますが，第44条第1項は，厚生労働省令で定める特定行為については，医師の「具体的指示」の下でなければ行ってはならないとしています。つまり本規定は，第43条第1項の「救急救命処置」について，医師の「具体的指示」を必要とする「特定行為」と医師の「包括的指示」で足りる「その他の救急救命処置」とに区分けをしました。これを受けて，厚生労働省令は，特定行為として，「心肺停止状態の患者」に対する①静脈確保のための輸液，②器具による気道確保，③薬剤の投与をあげています（法施行規則第21条）。

　これらの特定行為について，医師の「具体的指示」を必要とした趣旨は，特定行為を実施するか否かの判断あるいは手技に高度の専門性が求められるため，救急救命士からの具体的情報提供と医師からの具体的指示がリアルタイムで行われる必要があると考えられたためです。

　（2）法施行規則第21条は，「心肺停止状態の患者」と規定しているため，心肺停止状態ではない重度傷病者に対する気管挿管は救急救命処置に含まれず，医師の包括的指示もしくは具体的指示を受けても救急救命士は行ってはならないとされています。実質的にも，心肺停止状態ではない重度傷病者の場合は，救急救命処置の要件のうち「緊急に必要なもの」という要件も欠けていると考えられ，心肺停止状態になる以前に急ぎ病院に搬送し，病院において医師により気管挿管が処置されるべきだと考えられていたからです。しかし，カーラー曲線によれば，心停止後3分で救命率が50％に低下するのに対し，通報

後救急用自動車の到着までの時間は，全国平均で8.6分を要する状態にあるため，救命率向上の立場から実情に即した柔軟な解釈・運用が求められていました。その流れを受けて，平成26（2014）年4月から心肺停止前のショック状態等の傷病者に対する静脈路確保および輸液も「緊急に必要なもの」の一つとして実施が可能になりました。

（3）特定行為の内容を含め救急救命処置の範囲に関しては，医療技術が日進月歩急速に進歩していることに加え，社会状況も変化を続けていることから，救急現場の現状に即した実務的な解釈・運用についての検討が行われています。同検討会での検討に基づいて救急救命処置の範囲が拡張されたときは，それまで救急救命士が行うことができなかった行為が，特定行為として救急救命士法施行規則第21条に追加されることがあります。平成16（2004）年に，それ以前は，救急救命士は気管挿管ができないとされていましたが，気管挿管が特定行為に追加されたのはその例です。

（4）東日本大震災のような非常時に，医師と連絡が取れず，具体的指示が得られないとき，心肺停止状態の患者に出会った場合はどうしたらいいのでしょうか。この点については，平成23年3月17日付け厚生労働省医政局指導課通知（同時に消防庁救急企画室より全国消防本部へ通知）で，通信ができない場合は活動地域のメディカルコントロール下において医師の具体的指示を受けずに特定行為を行っても，事後検証を行うことで刑法第35条の正当業務行為として違法性は阻却されるとされています。

2）第2項

（1）救急救命士が業務を行える場所について定めた規定です。救急救命士が業務を行うことができる場所は，重度傷病者に遭遇した後，重度傷病者を搬送のため救急用自動車等に乗せるまでの間と，病院，診療所へ搬送中の救急用自動車等の中に限られています。この規定の趣旨は，救急救命士の救護・救急活動は，基本的には医師および医療機器の存在しない病院外で行われることになることから，①医療の質を担保するための医師の指示，②救命のための医療機器，③救命処置のための衛生上安全な空間，が必要なため，①通信設備，②除細動・人工呼吸器等の救急救命機器を備えた，③清潔な衛生上安全に整備された救急用自動車内で行われることが必要とされています。

（2）どのような自動車が救急用自動車等とされるかは，救急救命士法施行規則第22条で定められています。地域医療支援病院は，救急用又は患者輸送用自動車を備えねばならないとされており（医療法第22条第9号，医療法施行規則第22条），救急用自動車等は，消防の救急用自動車に限定されません。

このように，現行制度では消防署の救急用自動車等以外に，民間病院も含む病院に救急用自動車等があることとして組み立てられており，消防職員以外の救急救命士は，消防署に属しない救急用自動車等で重度傷病者が搬送される場合も，救急救命士として業務を行

Ⅱ　救急救命士法の新しい解釈―主要条文解説

うことができます。

（3）それでは，救急救命士は救急用自動車等に同乗して傷病者がいる地点に向かった場合でなければ業務が行えないのでしょうか。歴史的に，救急業務は，消防業務を前提として災害事故等により発生した傷病者を緊急搬送することを目的としていたことに由来します（昭和61年改正前の消防法第2条第9項）。そのため，消防に付随する救急という枠組みを前提として，伝統的に，災害現場に出動した救急隊による救急活動というとらえ方が自然でした。しかし，昭和61（1986）年の消防法の改正，平成3（1991）年の救急救命士制度の創設等の経緯を経て，救急業務は，権力行政から非権力的福祉行政サービスとして，その性格を大きく変えつつあります。そのような大きな流れで，この問題をとらえたとき，救急救命士に求められる役割は，医師，看護師等の医療専門資格との調和（バランス）を保ちながら，多様な場面における国民の救護・救命のニーズに応えて，重度傷病者の救護・救急の実効を高めることにあるといえます。現代における人口の都市集中化およびITによる双方向通信の著しい普及は，マスギャザリング（一定期間限定された地域において，同一目的で集合した多数人の集団）および多数集客施設の増加現象を促進し，大規模集人状況における「待機型の救護・救急態勢」の必要性と有効性が強く指摘され，肯定的視点によるとらえ方が求められているといえます。

このような社会的ニーズは，制度論として擁護すべき合理性を持つものといえますが，本条の解釈論としても「待機型の救護・救急態勢」は，以下のとおり可能であると解されます。本条は，救急救命士が業務を行うべき場所として，搬送中の救急用自動車内および傷病現場から「搬送のため重度傷病者を救急用自動車に乗せるまでの間」と規定していますが，救急用自動車等に同乗して出動したことを要件とはしていません。つまり，「救急用自動車に乗せるまでの間」が要件となっているだけであり，それ以前の状況はとくに要求していないのです。したがって，解釈論として，重度傷病者の発生を予測した「待機型の救護・救急態勢」で救護・救急業務を行うことは，本条に抵触するものではなく，救急救命士法の制度目的に沿った合理性のある解釈と考えられます。すなわち，重度傷病者の発生頻度の高い大規模集人の現場に，救急救命士幾名かが常時待機し，不測の事態が発生したときは，救急通報を即時に行い，救急用自動車の到着を待つと同時に救急救命処置を速やかに実行することにより，救急用自動車が到着後に実施する救急救命処置と比較して待機時間の大幅な短縮を図ることが可能になり，重度傷病者の救命率が大きく高まると予測されるからです。実際上も，マラソン大会等のスポーツイベント，サッカー場や野球場等のマスギャザリングの催事および東京スカイツリー，大型店舗等の多数集客施設において，救急救命士が「待機型の救護・救急活動」を行って，マスギャザリングのニーズに応えて評価を得ている実情があります。以上のとおり，「待機型の救護・救急活動」は，現行法の解釈論としても可能であると解されます。

（4）場所的制限に関して，救急救命士が病院内で診療補助を行えるのか，が問題になります。まず，背景事情として次のような事柄があげられます。JESAの調査では病院に勤務している救急救命士は，平成19年度は30人でしたが，平成23年度は80人と年々増加傾向にあり，全国の病院数（8,739施設；平成21年度）から予想すると今後大幅な増加が考えられます。他方，平成29年の救急救命士の総数は59,500人ですが，そのうち消防機関に勤務する者は35,000人程度で，それ以外の24,000人余の大半は，救急救命士資格を十分に活かしきれていません。病院・診療所は，このような資格を活かしきれていない救急救命士にとって，有意義な活動場所ととらえることができます。

　ところで，法第43条第1項には救急救命士が「診療の補助として救急救命処置を行うことを業とすること」を認めており，法施行規則第24条は「法第46条第2項の厚生労働省令で定める機関は，病院，診療所及び消防機関とする」と規定して，救急救命士が病院・診療所に勤務することを認めています。また，診療報酬に関しても，「医学管理等区分B006救急救命管理料500点」は，保険医療機関が所属する救急救命士が赴いて必要な処置等を行った場合において，救急救命士に対し必要な指示を行った場合には算定することが可能としています。

　これらの規定は，いずれも救急救命士が病院に勤務して活動することを容認あるいは前提とした規定です。

　しかしながら，法第44条第2項の場所的制限の規定からすれば，救急救命士は病院内救急車やDMATカーまたは，ドクターカーやドクターヘリなどに同乗して診療補助を行うことはできますが，病院内で診療補助を行うことは原則として同条に違反し，許されないと解されます。

　ただし，病院内において，指導医師の下で救急救命士の実務教育の一環として救急救命処置を実習することは，総務省消防庁および厚生労働省の行政解釈により可能と解されます。

（岡田　康男，川村　　裕）

III 社会で活動する救急救命士の役割

1 市民マラソン大会等のマスギャザリング体制における救急救命士の役割と社会的認知と法解釈

1）マスギャザリングにおける病院前救護・救命の必要性

　マスギャザリングとは，日本災害医学会において「一定期間，限定された地域において，同一目的で集合した多人数の集団」と定義されています。近年数々の大規模イベントが，全国で毎日のように開催されています。多くの人が集まるところでは天候や季節，時間帯など，いくつかの要因によってさまざまな症状を訴える傷病者が発生します。また，同時多発的に複数の傷病者が発生することも考えられます。そのような環境下で発生した傷病者への対応として，一般市民が応急手当を行うことは非常に困難であり，時には危険が伴う場合もあります。また，傷病者との責任問題を避けるため安易に救急要請を行ってしまうことも少なくありません。

　上記の理由から，大規模イベントに医師を必ず常駐させなければならないとすることは，医師数の不足，およびコスト面から現実的ではありません。また，ここで求められる医療は，病院前の救護・救急医療であり，傷病の完治を目的とした本格的な医療ではありません。その点から，病院前救護・救急として求められる能力や傷病者を搬送するような現場活動，救急隊への引き継ぎなどの活動を予定して資格化された救急救命士が適任であるように考えられます。マラソン大会では下肢痛や悪寒，擦過傷という病態が傷病者の大半を占めます[1]が，それに対する現場で十分対応を考慮して検討する必要があります（図4-1）。

（1）東京マラソンにおける救急救命士の活躍の実情

　多くの人々が1か所に集まる大規模なイベントでは，その際に発生するけがや突然

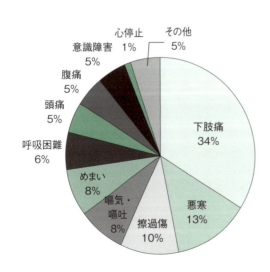

図4-1　対応したランナーの傷病傾向

の病気に対応するためのマスギャザリング医療体制は重要ですが，その体制の構築として救急救命士を効果的に用いた代表的なイベントが東京マラソンです。

東京マラソン（2017年）は，フルマラソン出走者35,378人，10kmマラソンは446人，大会にかかわるボランティアが11,000人，合わせて46,000人以上が参加しており，さらに沿道には100万人を超える観客が集まる大イベントです。まさに東京がひとつになる日と称されています。

このような多くの人に対応するため，医師，看護師は主として救護所を拠点として医療サポートをしますが，42.195kmの沿道を面として救護するのが救急救命士です。われわれはわが国で初めてマラソンレースにおいて，システマティックに救急救命士を配置してオンサイドメディカルコントロール体制を含めた沿道救護体制を構築しました。そのような現場では医学的知識を根拠としたトリアージと適切な救急救命処置が求められ，押し寄せる人波から手を差し伸べなければならない人をみつけることが重要となります。その中で救急救命士は自転車に乗りコースを巡回し，迅速な移動を行い，救護naviなどGPSを使用し現在地を本部が把握することが可能な体制を構築しました。必要があれば救護本部にいる統括の救急救命士と連絡を密に取ることも可能です。万が一，傷病者が発生した場合，MySOS®などのもっとも近くにいる救急救命士が現場に急行し処置をする体制を構築することより，東京マラソンでは過去に12回の大会の中で11名のランナーが一時心停止に陥りましたが，救急救命士の迅速かつ適切な処置によりすべて救命され，社会復帰に至っています。世界でもっとも安全な大会と称されるゆえんです。救護本部には医療の質の担保を行うため複数のメディカルコントロール担当医師が詰めており，いつでもオンライン（リアルタイムで電話による応対が可能な体制）で助言を求めることができるメディカルコントロールの環境も構築されています。このようにわが国最大級の大規模スポーツイベントにおいて，救急救命士を効果的に配置した沿道救護体制を作ることができたため，現在では全国で行われるマラソン救護体制には救急救命士がいることが当たり前になり，市民マラソン大会をサポートするうえで救急救命士は欠かせない存在となっています。

2）市民マラソン大会で救急救命士が活動できる法的根拠

救急救命士法第44条第2項に「ただし，病院又は診療所への搬送のため重度傷病者を救急用自動車等に乗せるまでの間において救急救命処置を行うことが必要と認められる場合は，この限りでない」と規定されています。この規定の趣旨は，次のとおりと解されます。

すなわち，救急救命処置は，病院外で行う医行為であることから，医療的な質を担保するため，医師の指示の下に行うことが必要であり，そのための①通信機器が使用できること，②除細動装置，BVMなどの人工呼吸装置等の救命医療機材が備わっていること，③救急救命処置が行える衛生上安全な物理的室内があること，の要件を満たすことが必要で

III 社会で活動する救急救命士の役割

す。そこで法は，①通信機材が整備され，②除細動等の医療機材が装備され，③消毒が実施されて衛生安全な寝台等が装備された救急用自動車内で基本的に業務を行うべきものとし，例外的に救急現場から救急用自動車に搬入されるまでの場所も同様としたものです。

マスギャザリングは，多数人の集合であることから，重度傷病者が相当数発生し，マラソンではランナー6.7万人に対して1名の割合で心停止となるといわれています。そこで，多数の重度傷病者に対応するため，あらかじめ救急救命士がマスギャザリングの現場に待機できるか？が法的に認められるのでしょうか。本条ただし書をみると，救急用自動車に重度傷病者を搬入するまでの場所における救命活動であり，またいつでも処置は消防機関の救急車に引き継げることから救急救命士法との齟齬はありません。

また，われわれの判断では，以下の理由により上記待機型の救護・救急活動は，法第44条第2項ただし書の適用の範囲内であり適法であると考えます。さらに119番に通知すれば消防機関の救急用自動車が到着することから第44条第2項の範囲内と判断できます。

第一に，文理上，ただし書は「搬送のため救急用自動車等に乗せるまでの間において救急救命処置が必要と認められる場合は，その限りでない」と規定しているにすぎず，救急救命士が，救急用自動車に乗車して到着すること（到着型）を要件としていないので，あらかじめ待機している場合を排除していないことです。

第二に，待機型は，重度傷病者が発生した場合の119番への通知そしてその後の救護・救急対応が到着型の態勢とは比較にならないほど早いことから，救命率は，圧倒的に高率になることです。実際，国士舘大学の喜熨斗らは過去マラソン救護に救急救命士を活用した体制を敷いて30例の心停止を経験しています。

第三に，歴史的に救急医療体制は，防災活動に付随するものとして発展してきた経緯があるため，待機型は想定外であったと推測されます。しかし，人口の都市集中化，双方向通信技術の目を見張る進化に伴い，多人数の集合が，東京オリンピックや東京マラソンのような催事や，東京スカイツリー等の多数集客施設等で増加しているため，福祉行政サービス型の救急活動が求められています。

第四に，メディカルコントロールの実効性を図るために医師との通信交流が必須です。現下の双方向型携帯型通信器の技術の進化は著しく，会話のみならず，映像をリアルタイムに伝送することも可能になっていることから，消防機関が用いる無線でなくとも救急用自動車が到着する以前に医師の具体的指示がより濃密度で実行される条件が整っていることがあります。

第五に，待機型を認めることにより生じる弊害として，救急救命処置の範囲を超えた医行為及び医行為の補助が行われることで，医師法，保健師助産師看護師法に抵触することがないかという問題がありますが，その点は，法を正しく理解し遵守した現場活動とメディカルコントロール下によるプロトコール作成マニュアルの整備，事後検証の実施など

によって，解決できます。

　この点は，国民のための救護救急救命制度という視点に立ったときは，本条第2項の改正を含め，救急現場における救命率を高めるために救急救命士の活動範囲を広げることが求められているというべきです。

　以上のとおりですが，救急救命活動に関する法制度は，もともと防災活動に付随する救急救命としてとらえられていたものが，現在は，福祉行政サービスとしての救急救命活動としてとらえられるようになっています。国民の視点に立って考えたとき，救急現場における救命率の高い緻密な救命制度が求められるべきであり，待機型救護・救急も新しい医療形態であると考えられます。救急救命士法からみて，民間救急救命士でも以上の5つの点が消防機関所属の救急救命士と比べても遜色なく救護処置を実施できる法的根拠とされています。

　同様に，マスギャザリングの中で重度傷病者が発生した場合，救急救命処置が必要と判断し処置を実施することは，たとえ行政組織に属さない救急救命士だとしても可能ということです。当然，救急救命処置を行う場合は医師の指示が必要となりますが，民間のメディカルコントロール担当医師によるメディカルコントロールが確立されていれば，救急救命士の活動に違法性はありません。また，消防機関に所属する救急救命士であっても，地方公務員法第33条の信用失墜行為の禁止では「職員は，その職の信用を傷つけ，又は職員の職全体の不名誉となるような行為をしてはならない」とされており，救急救命士法に違反しないよう重々注意することによって，重度傷病者に対し救急救命処置を実施することが可能ではないかと考えられます。本来，救急救命士という資格がどこで発揮される資格なのかもう一度改めて考え直す必要があります。そのためには救急救命士とはいかなるものか，ということを社会に知ってもらわなければなりません。救急救命士という資格が求められている事実はもうすでに存在しています。あとはそこに世論の盛り上がりとさらなる法的な制限を改正すべきです。

【参考文献】

1）前住智也，田中秀治，高橋宏幸，他：市民マラソンにおける沿道での要救護者の傾向と体制整備の条件. 日臨救急医会誌　11：224, 2008.

（長谷川瑛一）

Ⅲ　社会で活動する救急救命士の役割

2　集客施設における救急救命士の役割と法解釈

1）集客施設での救急救命士による救護・救急体制（東京スカイツリーの例）

　東京スカイツリーのように大勢の人が集まる観光地はマスギャザリングといわれる多数集客施設の一つです。東京スカイツリーは毎年5,000万人以上の人が訪れることから，開業から救急救命士が救護室に常駐し，救護を担当しています。毎日朝8時の開店から閉店時間の夜10時まで，救急救命士が多い時間帯では3人待機しています。

　1階にある救護室には2人の救急救命士が常駐し，350mの展望台にある救護室には救急救命士が1人待機しています。東京スカイツリーは開業以来，東京の新名所として人気を博し，国内外からたくさんの方が観光に来られています。このような大型の集客施設には来客者に対して迅速に対応する必要があり，救急救命士が常駐することは傷病者発生時の対応に関してきわめて効果的です。本節では大規模集客施設における救急救命士の必要性について示します。

　東京スカイツリーの救護室は1階，350m展望台のほかに，3階，4階，445mの展望台の計5か所あり，救急救命士が常駐していない救護室へは，必要があれば救急救命士が移動し傷病者への対応を行っています。

　多くの方が来場される東京スカイツリーでは救護を必要とされる方も少なくありません。東京スカイツリーでの救急救命士の主な役割は，警備員と連携し，救護室まで来た傷病者に対し応急手当を行うことです。また，重症が疑われたり，その場から動けない場合には，その現場に急行し応急手当を行い，救急車の必要性の判断も行います。このような施設にあらかじめ常駐していることにより，消防機関の救急車，救急救命士よりも早期に対応できるため，病態の悪化を未然に防いだり，救急救命士がトリアージ（重症度や緊急度を判断すること）し，不要な救急車の要請件数を減らすことができます。

　救急救命士の主とする業務は，傷病者に対しての問診，観察，バイタルサインの測定などを行うことです。それらの結果から，医師のメディカルコントロールの下に必要に応じて救急救命処置を実施します。病院の受診を本人が希望したり，救急救命士が必要と判断した際に，緊急性が高い場合は119番通報を行い，そうでないときは地域医師会との連携により，近隣の病院の受診を勧めています。病院受診は必要ないものの，安静休養が必要と判断した場合は救護室のベッドで休養をすることも可能です。そのほかにも救急救命士は，傷病者の搬送，医療資器材の点検，備品の管理，救護記録票の管理を行っています。

　傷病者に対応した症例は全例検証の対象となります。救急救命士が作成する救護記録票は5年間保存をし，救護記録票は活動の質を高めるために，指導救命士の一次検証と，さらにメディカルコントロール担当医師による二次検証を行っています。救急救命士の経験

は当然全員均一ではないですが，医師の指導下で病院での研修とプロトコールに基づき活動をしているため，活動に大きな差が生まれることはありません。また，さらに万全を期すため，常にオンライン（リアルタイムで電話連絡をすること）で指導的立場の救急救命士から，民間メディカルコントロール担当医師の指示を受けられる体制を構築しています。

救護マニュアルの作成，プロトコールの作成はすべて救急救命士が行い，メディカルコントロール担当医師の監修を受けています。また，施設に多数の来場者がおり，また施設内には飲食店があるため，感染予防の指導も徹底しています。

東京スカイツリーの救護室では，原則として傷病者が救護室に滞在する時間は1時間程度にするように心がけて対応しています。その理由は，救護室では救急救命処置や病院受診の必要性の判断，救急車要請の必要性の判断は可能ですが，病気の診断，治療を行うことはできないからです。概ね30分の休養で症状の改善がみられない傷病者には，近くの病院の受診を勧め，必要があれば119番通報をして救急搬送の依頼を行っています。東京スカイツリーには地方から観光に来ている方も多く，帰宅の時間に制限がある関係から，迅速に判断することも救急救命士の重要な役割となっています。

2）多数集客施設における救急救命士の役割

大規模集客施設での救護活動の特徴の一つは，救護室を利用される傷病者はお客様だという点です。集客施設では十分に注意をしていますが，避けることができずにどうしても起こってしまう事故があります。第三者による加害でけがをされたお客様，店舗での食事後に体調不良を訴えられたお客様などに対し，救護室に待機している救急救命士は適切な対応と応急処置，その後の対応をとらなければなりません。

そのほかには，集客施設は長時間，療養や治療をする施設ではなく，準備している資器材は緊急を要する際に実施するための救急救命処置の資器材や聴診器，血圧計，パルスオキシメーターなどの観察用資器材程度です。その中の資器材を有効に使用し対応を行う必要があります。

一般的に救護室には救急救命士ではなく，医師が待機する体制をとっている施設もありますが，医師の数が不足している現代の社会傾向とともに，人件費の問題もあり，現実的とはいえません。また，一般市民の応急手当普及員や警備員が救護室に待機したとしても医学知識や救急の技術を恒常的に修練している者ばかりではなく，適切な判断や応急手当ができるとは限りません。これらを踏まえると，病院前救護，救命を目的として制度化された救急救命士がその役割を担うことがもっとも適切であると考えられます。

万が一，災害が起こったとき，多くの人を集客している施設では混乱が生じる可能性は高く，その際には医療の観点で救護室に勤務している救急救命士の役割はさらに大きくな

Ⅲ 社会で活動する救急救命士の役割

ります。傷病者のトリアージ，応急手当，近隣病院との連携を行うことは救急救命士が日ごろから行う業務であり，有事の際にもその能力を十分に活かすことが可能です。

　救急救命士が集客施設で働くことで期待されることは，災害時の対応，防災訓練の実施，適切な病院選定，救急車の適正利用，適切な救急救命処置，感染の予防（現場での血液等の汚染に対しての対応，季節により流行する感染症の注意喚起），近隣病院との連携，医療資器材の管理等，多くがあげられます。

　これらのことから，大規模集客施設（マスギャザリング）の救護室に救急救命士を常駐させることは，その施設に対しても得られる効果は非常に大きいと考えられます。

3）法解釈について

　これまでは大規模集客施設に救急救命士を配置する必要性とその効果について述べてきましたが，ここではそのような施設に救急救命士を配置すること，また救急救命士がそのような場所で活動することに関する法的な解釈について記します。

　救急救命士法第44条第2項は，「救急救命士は，救急用自動車その他の重度傷病者を搬送するためのものであって厚生労働省令で定めるもの（以下この項及び第53条第2号において「救急用自動車等」という。）以外の場所においてその業務を行ってはならないとされています。ただし，病院又は診療所へ搬送のため重度傷病者を救急用自動車等に乗せるまでの間において救急救命処置を行うことが必要と認められる場合は，この限りでない」と規定しています。この規定の趣旨は，救急救命士の業務について，救急医療の質と安全を担保するため，場所的制限を設け，メディカルコントロールの下，①医師の指示を受けるための通信設備の整備，②救命機器の整備，③安全衛生に適した空間，の条件を備えた場所として，救急用自動車等内及び重度傷病者を病院へ搬送するため救急用自動車等に乗せるまでの間としたものです。しかし，ただし書は，「重度傷病者を救急用自動車に乗せるまでの間に」と規定するだけで，救急救命士がその救急用自動車に乗車して到着すること（到着型）を要求しているわけではありません。また救急用自動車とは①②③の条件を満たすことが重要であり，必ずしも消防機関の救急用自動車を意味するわけではありません。そこで，本条は，救急救命士が，あらかじめ予想される救急現場に待機して（待機型），不測の事態が発生したときに，消防機関の救急用自動車が到着して重度傷病者をそれに乗せるまでの間，業務を行うことを排除しているものではないと考えられます。

　このような，待機型の救護・救急は，到着型の救護・救急と比較すると救急救命士による救急救命処置への対応が圧倒的に早くなるため，重度傷病者の救命率も比較にならないほど高率になります。さらに，大規模集客施設は，今後急速に増加すると推測されるため，そのような施設にマッチした効果的な救急体制に対する社会的ニーズは高まっています。

以上の点から，救急救命士による待機型の救護・救急態勢は，本条ただし書により容認されていると解することが可能です。すなわち，東京スカイツリーのような集客施設で心肺停止傷病者に対し，メディカルコントロールの下，救急用自動車が来るまで静脈路確保や薬剤投与，器具を使用した気道確保が実施できると解釈することが可能と考えます。

　現在，東京スカイツリーの救護室では，民間メディカルコントロール担当医師との連携を図ったうえで，緊急時は速やかに指示を仰げる体制をとっており，事故検証を含め充実したメディカルコントロール体制が担保されているため，救急救命士法の病院前救護・救急の立法趣旨に沿った業務を行っていると考えられます。

4）おわりに

　救急救命士が消防機関だけでなくさまざまな場で救急救命処置を行えるようになれば，そのぶん救急救命士の知識・技術の維持・向上も自ずと必要となります。民間の救急救命士も今以上に再教育や訓練を重ねなければ，信頼を裏切る結果になりかねません。救急救命士は生涯を通して医学知識を増やしていかなければなりません。このような活動を通して，救急救命士の知名度が増し，救急救命士が医療従事者であることをより広く知ってもらい，活躍の場が増えることを期待します。

（山崎　明香）

3　民間救急搬送業者における救急救命士の役割と法解釈

　（1）民間救急（患者等搬送事業）は緊急性のない者（寝たきりの高齢者，身体障害者，傷病者等）を対象に，医療機関への入退院，通院および転院並びに社会福祉施設への送迎等に際し，ベッド等を備えた専用車（患者等搬送用自動車）を用いて搬送を実施する事業です。この民間救急において救急救命士が患者等搬送業務に参画している例がみられますが，これまでの救急救命士の関与は，一般人と同様の応急手当を限度としており，救急救命処置を行うことはありませんでした。その理由は，救急救命士法第44条第2項の緊急性と場所的制限に抵触するためです。そもそも救急救命士法は，消防という防災行政に付随するものとして生まれ，民間救急で活動することを想定して作られたものではないためです。しかし，救急救命士が充足し，民間救急に積極的に参画し，搬送時の急変にも対応できる態勢が肯定されるならば，病院前救急の制度がより充実し，実効性を高めることになります。そこで，以下に民間救急に関する法律とその解釈について検討します。

　（2）民間救急搬送の事業を実施する者は国土交通省運輸局の事業許可を得てから，各消防本部において認定を受けた事業者のみに限定されます。

Ⅲ　社会で活動する救急救命士の役割

　事業の指導基準は「患者等搬送事業指導基準等の作成について」（平成元年10月4日消防救第116号消防庁救急救助課長，最終改定平成20年5月8日付け　消防救第87号消防庁救急企画室長）で定められています。

　患者等搬送事業者は，緊急性のない者を搬送対象としており，原則として救急処置を必要とすることはないものの，不測の事態が発生し，本来救急救命士が行う救急救命処置を，①患者等に接触時，②患者等の搬送時において緊急に発生したときには，車内での実施が許容されるものと解釈されます。

　患者等搬送事業者は，患者等搬送用自動車1台につき2人以上の乗務員で運行することとされ，乗務員は18歳以上で患者等搬送業務員適任証を交付されている者でなければなりません。患者等搬送業務員適任証は，消防機関の行う講習を受講し，修了考査において80点以上（100点満点）の者に交付されますが，救急救命士は消防機関の行う適任者講習を修了した者と同等以上の知識および技能を有する者とみなされ講習は免除されます。

　患者等搬送用自動車に整備すべき資器材として，呼吸管理用資器材（バッグバルブマスク，ポケットマスク），保温・搬送用資器材（敷物，保温用毛布，担架，まくら），創傷等保護用資器材（三角巾，ガーゼ，包帯，タオル，ばんそうこう），消毒用資器材（車両・資器材用）（噴霧消毒器，各種消毒薬），その他の資器材〔はさみ，マスク，ピンセット，手袋，膿盆汚物入れ，体温計，＊AED（任意）〕があげられています。これらはあくまで搬送用自動車に最低限整備すべきものであり，それ以外の例えば救急救命処置に使用する資器材等を積載していなければ当然，救急救命処置を行うことはできません。

　（3）救急救命士法第44条第2項には，救急救命士が「病院又は診療所へ搬送のため重度傷病者を救急用自動車等に乗せるまでの間において救急救命処置を行うことが必要と認められる場合は，この限りでない」と規定しています。この規定の趣旨は，メディカルコントロールの下，救急救命士の業務について，救急医療の質と安全を担保するため場所的制限として救急用自動車等内及び重度傷病者を病院へ搬送するため救急用自動車等に乗せるまでの間としたものです。前述のように，救急用自動車は必ずしも消防機関の有する救急車でないことは示したとおりです。ただし，救急救命士がその救急用自動車に乗車して到着すること（到着型）を要求しているわけではありません。そこで本条は，本件のようにあらかじめ予想される救急現場に待機して（待機型），不測の事態が発生したときに救急用自動車が到着して重度傷病者を乗せるまでの間，救急救命士が業務を行うことを排除しているものではないと考えられます。このような待機型の救護・救急は，到着型の救護救急救命と比較すると救急救命士による救急救命処置への対応が圧倒的に早くなるため，重度傷病者の救命率も比較にならないほど高率になります。以上の点から，救急救命士による待機型の救護・救急態勢は，本条ただし書により容認されていると解することが可能と考えます。ただし，この場合，救急救命士が行う業務は，医師のメディカルコントロー

ルの下，救急救命処置および一般市民でも行い得る応急手当に限定されていることが条件であり，緊急性のない傷病や一般の転院搬送の傷病者にまで範囲を広げることのないようにプロトコール等を作成し，留意すべきことが必要です。

　なお，病院前救護救急体制の充実という視点でとらえたとき，民間救急のよりいっそうの活用は，早期推進を図るべき大きな課題というべきです。

　以上のとおり，民間救急における患者搬送途上を第44条第2項ただし書の救急用自動車への搬入までの場所ととらえることが可能と解されます。民間救急において患者等搬送中に患者等の容態が悪化し重度傷病者となった場合に，メディカルコントロールが存在し，救急救命士が同乗している際には要件が整えば実施可能です。また，すぐに119番通報等により消防機関等の救急用自動車等を要請する場合には，救急用自動車等が到着するまでの間は「救急用自動車等に乗せるまでの間」と解釈され，必要な資器材があり医師の指示が得られる体制であれば，患者等搬送業者の乗務員である救急救命士は厚生労働省令で規定する救急救命処置を効果的に実施することができることになります。

　民間救急の利用者は，概ね健常ではないケースが多いことから，搬送中に病態が悪化するリスクは相対的に高いので，緊急時に対応のできる救急救命士が搬送車に同乗していることは救命率を大幅に高め，病院前救護救急救命の制度目的の実効性が高まると考えられます。

Ⅲ　社会で活動する救急救命士の役割

【参考法令】

救急救命士法（平成 3 年 4 月 23 日 法律第 36 号，最終改正平成 26 年 6 月 13 日 法律第 69 号）

・第2条第1項：この法律で「救急救命処置」とは，その症状が著しく悪化するおそれがあり，又はその生命が危険な状態にある傷病者（以下この項及び第44条第2項において「重度傷病者」という。）が病院又は診療所に搬送されるまでの間に，当該重度傷病者に対して行われる気道の確保，心拍の回復その他の処置であって，当該重度傷病者の症状の著しい悪化を防止し，又はその生命の危険を回避するために緊急に必要なものをいう。

・第2条第2項：この法律で「救急救命士」とは，厚生労働大臣の免許を受けて，救急救命士の名称を用いて，医師の指示の下に，救急救命処置を行うことを業とする者をいう。

・第44条第1項：救急救命士は，医師の具体的な指示を受けなければ，厚生労働省令で定める救急救命処置を行ってはならない。

・第44条第2項：救急救命士は，救急用自動車その他の重度傷病者を搬送するものであって厚生労働省令で定めるもの（以下この項及び第53条第2項において「救急用自動車等」という。）以外の場所においてその業務を行ってはならない。ただし，病院又は診療所への搬送のため重度傷病者を救急用自動車等に乗せるまでの間において救急救命処置を行うことが必要と認められる場合は，この限りでない。

・第45条第1項：救急救命士は，その業務を行うに当たっては，医師その他の医療関係者との緊密な連携を図り，適正な医療の確保に努めなければならない。

・第53条：次の各号のいずれかに該当する者は，6月以下の懲役若しくは30万円以下の罰金に処し，又はこれを併科する。

　　第1号：第44条第1項の規定に違反して，同項の規定に基づく厚生労働省令の規定で定める救急救命処置を行った者

　　第2号：第44条第2項の規定に違反して，救急用自動車等以外の場所で業務を行った者

救急救命士法施行規則（平成 3 年 8 月 14 日 厚生省令第 44 号，最終改正平成 29 年 3 月 23 日 厚生労働省令第 22 号）

・第21条：法第44条第1項の厚生労働省令で定める救急救命処置は，重度傷病者（その症状が著しく悪化するおそれがあり，又はその生命が危険な状態にある傷病者をいう。次条において同じ。）のうち，心肺機能停止状態の患者に対するものにあっては第1号（静脈路確保のためのものに限る。）から第3号までに掲げるものとし，心肺機能停止状態でない患者に対するものにあっては第1号及び第3号に掲げるものとする。

　　第1号：厚生労働大臣の指定する薬剤を用いた輸液

　　第2号：厚生労働大臣の指定する器具による気道確保

　　第3号：厚生労働大臣の指定する薬剤の投与

・第22条：法第44条第2項の厚生労働省令で定めるものは，重度傷病者の搬送のために使用する救急用自動車，船舶及び航空機であって，法第2条第1項の医師の指示を受けるために必要な通信設備その他の救急救命処置を適正に行うために必要な構造設備を有するものとする。

「救急救命処置の範囲等について」の一部改正について（平成 26 年 1 月 31 日 医政指発第 0131 第 1 号 厚生労働省医政局指導課長）
・救急救命処置の範囲
　(1) 自動体外式除細動器による除細動
　　・処置の対象となる患者が心臓機能停止の状態であること。
　(2) 乳酸リンゲル液を用いた静脈路確保のための輸液
　(3) 食道閉鎖式エアウェイ，ラリンゲアルマスク又は気管内チューブによる気道確保
　　・気管内チューブによる気道確保については，その処置の対象となる患者が心臓機能停止の状態及び呼吸機能停止の状態であること。
　(4) エピネフリンの投与（⑽の場合を除く。）
　　・エピネフリンの投与（⑽の場合を除く。）については，その処置の対象となる患者が心臓機能停止の状態であること。
　(5) 乳酸リンゲル液を用いた静脈路確保及び輸液
　(6) ブドウ糖溶液の投与
　　・ブドウ糖溶液の投与については，その処置の対象となる患者が血糖測定により低血糖状態であると確認された状態であること。
　(7) 精神科領域の処置
　　・精神障害者で身体的疾患を伴う者及び身体的疾患に伴い精神的不穏状態に陥っている者に対しては，必要な救急救命処置を実施するとともに，適切な対応をする必要がある。
　(8) 小児科領域の処置
　　・基本的には成人に準ずる。
　　・新生児については，専門医の同乗を原則とする。
　(9) 産婦人科領域の処置
　　・墜落産時の処置……臍帯処置（臍帯結紮・切断）
　　　　　　　　　　　　胎盤処理
　　　　　　　　　　　　新生児の蘇生（口腔内吸引，酸素投与，保温）
　　・子宮復古不全（弛緩出血時）……子宮輪状マッサージ
　⑽ 自己注射が可能なエピネフリン製剤によるエピネフリンの投与
　　・処置の対象となる重度傷病者があらかじめ自己注射が可能なエピネフリン製剤を交付されていること
　⑾ 血糖測定器（自己検査用グルコース測定器）を用いた血糖測定
　⑿ 聴診器の使用による心音・呼吸音の聴取
　⒀ 血圧計の使用による血圧の測定
　⒁ 心電計の使用による心拍動の観察及び心電図伝送
　⒂ 鉗子・吸引器による咽頭・声門上部の異物の除去
　⒃ 経鼻エアウェイによる気道確保
　⒄ パルスオキシメーターによる血中酸素飽和度の測定
　⒅ ショックパンツの使用による血圧の保持及び下肢の固定
　⒆ 自動式心マッサージ器の使用による体外式胸骨圧迫心マッサージ
　⒇ 特定在宅療法継続中の傷病者の処置の維持
　㉑ 口腔内の吸引
　㉒ 経口エアウェイによる気道確保
　㉓ バッグマスクによる人工呼吸
　㉔ 酸素吸入器による酸素投与
　㉕ 気管内チューブを通じた気管吸引
　㉖ 用手法による気道確保
　㉗ 胸骨圧迫
　㉘ 呼気吹込み法による人工呼吸
　㉙ 圧迫止血
　㉚ 骨折の固定
　㉛ ハイムリック法及び背部叩打法による異物の除去
　㉜ 体温・脈拍・呼吸数・意識状態・顔色の観察
　㉝ 必要な体位の維持，安静の維持，保温

（白川　透）

Ⅲ　社会で活動する救急救命士の役割

4　病院に所属する救急救命士の役割と診療報酬についての法解釈

　病院に所属する救急救命士とは，病院に雇用されている救急救命士を示します。

　救急救命士法施行細則第24条には「法第46条第2項の厚生労働省令で定める機関は，病院，診療所及び消防機関とする」と明記されていることから，病院に雇用され病院に所属する救急救命士の存在は法や省令により認められていると解されます。

　したがって，救急救命士が保険医療機関に所属することも可能であり，また病院に搬送中に医師の指示の下，救急救命処置を行うことが診療報酬点数の対象となり得ることも認められていると解されます。しかし，この事実は，医療の現場において意外に周知されておらず，救急救命士はおろか救急医師にもあまり理解されていません。

1）背　景

　平成30（2018）年3月に行われた救急救命士国家試験での合格者は2,562人とされ，累計合格者数は59,500人近くとなっています。

　この中で，救急救命士の資格を有する消防職員数は35,000人強であり，うち救急隊員として活動している救急救命士数は30,000人近くです。それ以外の25,000人近くの登録救急救命士が消防機関以外の職場に所属しています。消防機関への就職は経済状況の悪化時には狭き門となるため，消防以外（海上保安庁，警察，自衛隊，病院等）への就職が増加することになります。救急救命士養成校を卒業し，病院へ就職した救急救命士の人数は，平成19（2007）年度は約30人でしたが，年々増加し，500人以上が在籍しており，今後も消防機関以外の就職先として救急病院等が増加することが予想されます。本節では病院における救急救命士の業務の考え方と役割などについて述べます。

2）救急救命士が病院内において行える業務

　病院内で救急救命士が行う業務内容として，病院救急車の運行業務やドクターカー業務，電話でのコールトリアージ，ドクターズクラーク業務が報告されています[3)4)]。一方で，救急救命士が救急病院でER（Emergency Room）受け入れ，傷病者搬送，医療行為に必要な物品の準備業務等を医師・看護師の監督下で実施することが業務としてできるかを検証した施設の報告（救急振興財団助成研究報告書）があります[5)]。この報告書では救急救命士が院内に存在することでERでの患者受け入れ業務が円滑に進むことが証明されています。また病院内において独立したEMT科を持ち，救急隊からの患者受け入れ要請の電話対応，#7119のようなコールトリアージ，ERでの診療・処置・検査介助，満床時や専門治療のための転院先手配，当院救急車による搬送業務（患者の病態に合わせた質の

高い車内ケアを実践）をしている病院も数多く報告されるようになりました。

さらに，防災（訓練企画運営や防災リーダー教育）・災害対策活動，院内・院外での心肺蘇生や応急手当の普及啓発活動（講習会・演劇），マスギャザリングイベントでの救護班派遣などを行っている病院もあり[6]，病院に所属する救急救命士は数多く存在し，その業務内容や雇用形態はさまざまです。

3）救急救命士法と診療報酬

救急救命士が算定できる診療報酬として「医学管理等区分B006救急救命管理料500点」があります。

この点数を算定するには，①患者が発生した現場に保険医療機関の救急救命士が赴いて必要な処置等を行った場合において，当該救急救命士に対して必要な指示を行った場合に算定することが可能で，②救急救命士が行った処置等の費用は，所定点数に含まれるものとすると記載されています。このことは，救急救命士が誕生した翌年の平成4年3月7日の各都道府県民生主管部（局）保険・国民健康保険主管課（部）長あて厚生省保険局医療課長・歯科医療管理官連名通知の診療報酬点数表の一部改正等に伴う実施上の留意事項について記載されています。

救急救命管理料「医学管理等区分B006救急救命管理料500点」

ア　保険医療機関に所属する救急救命士に対して，必要な指示等を行った医師の所属する保険医療機関において算定する。

イ　救急救命士の行った処置等の費用は，所定点数に含まれ別に算定できない。

ウ　救急救命士の所属する保険医療機関と指示等を行った医師の所属する保険医療機関が異なる場合においても，当該指示等を行った医師の所属する保険医療機関において算定する。

エ　医師が救急救命士に指示を行ったのみで，診察をしていない場合には，救急救命管理料のみを算定し，初診料，再診料又は外来診療料は算定できない。

つまり，平成4（1992）年から現在まで保険医療機関に所属する救急救命士が行った処置に対して診療報酬点数が算定できるのです。この点は，医療従事者，とくに救急医でも知ることが少ないところです。

また，ここでいう保険医療機関とは，健康保険法第63条3にて「厚生労働大臣の指定を受けた病院若しくは診療所（第65条の規定により病床の全部又は一部を除いて指定を受けたときは，その除外された病床を除く。以下「保険医療機関」という。）」と定められています。

診療報酬は厚生労働省・中央社会保険医療協議会で決められているため，そこで承認

Ⅲ　社会で活動する救急救命士の役割

している救急救命士の役割と解釈できます。また，診療所や病院，初期・第二次・第三次救急医療機関の別は明記されていません。

4）病院内救急救命士の活動と救急救命士法

救急救命士法第44条第2項には，「救急救命士は，救急用自動車その他の重度傷病者を搬送するためのものであって厚生労働省令で定めるもの（以下この項及び第53条第2号において「救急用自動車等」という。）以外の場所においてその業務を行ってはならない」とされています。ただし，「病院又は診療所への搬送のため重度傷病者を救急用自動車等に乗せるまでの間において救急救命処置を行うことが必要と認められる場合は，この限りでない」と規定されています。

ここでいう，「救急用自動車等」は，救急救命士法施行規則第22条に，「重度傷病者の搬送のために使用する救急用自動車，船舶及び航空機であって，法第2条第1項の医師の指示を受けるために必要な通信設備その他の救急救命処置を適正に行うために必要な構造設備を有するものとする」と規定されています。すなわち，消防機関の有する救急車を示すのみでなく上記の要件を備えた病院救急自動車であれば救急用自動車といえます。ただし，コンスタントな業務のためには院内における救急車運行の標準的業務指示書や運行マニュアル，運行点検整備表などを準備する必要があります。

また，救急救命士法第53条2には，「第44条第2項の規定に違反して，救急用自動車等以外の場所で業務を行った者」は，「6月以下の懲役若しくは30万円以下の罰金に処し，又はこれを併科する」と記載されているため，救急救命士が病院内で救急救命処置を行うことは原則として処罰の対象になります。

それにもかかわらず，数多くの救急救命士が多数の病院に雇用され，医療周辺業務を行っています。救急救命士が，病院内で救急救命処置を含む医療行為を行うことは可能でしょうか。

基本的には，法第44条第2項の場所的制限に抵触するため，病院内で救急救命士が救急救命処置を含む医療行為を「業として」行うことは許されません。しかし，養成課程の病院実習や救急救命士の再教育の一環として，また病院に勤務する者が「勤務時間外」に実習として救急救命処置の実務教育を実施することは，法が求めるところであり，再教育の場面として，患者の同意を受け，医師の指示の下，救急救命処置を行うことは以下のとおり可能です。

平成20（2008）年3月総務省消防庁「平成19年度救急業務高度化推進検討会報告書」内に記載される「救急救命士の再教育に係る病院実習の手引き」をみると，救急救命士の資格を有し，日常的に救急救命士としての業務を行っている救急救命士を対象とした病院実習のあり方が記されています。そこでは，救急救命処置の実施場所を「医療機関内」，

対象を「すべての傷病者」と緩和したと明記しています。また「練習のための練習ではなく，一連の医療機関による医療提供の一環として実施されること」と記載されています。その内容は平成20年12月26日付けで，各都道府県衛生主管部（局）長宛に，厚生労働省医政局指導課長および消防庁救急企画室長から通知され，現在はこの解釈に基づいて，再教育の病院実習において，救急救命士が医療機関内で救急救命処置を行っています。

　以上のことから，病院内における倫理委員会などによる承認のあとメディカルコントロール担当医師によるメディカルコントロール体制を確立し，病院救急車や病院外で行う救急救命処置を業務として行い，病院内で再教育として救急救命処置を行うことは可能であると解釈できます。

5）救急救命処置と保険請求，事後検証の重要性

　診療報酬で明記されている「患者が発生した場所」は「患者が発生した場所から救急用自動車で医療機関に到着するまで」と解釈でき，算定の対象は救急救命処置に対する指示であり包括的指示（プロトコールなど）と具体的指示があります。当該救急救命士の所属する保険医療機関で救急救命士が現場に出動した際のプロトコール〔包括的指示（事前指示）〕と具体的指示の実施体制が整っていれば診療報酬を算定することができると解釈できます。救急救命管理料の内訳は救急救命士に対する指示，救急救命士の行った処置等の費用であり，血圧の測定やパルスオキシメーターの測定などの観察から，酸素投与などの処置を含む救急救命士が病院前で活動するために必要な処置の費用のすべてを含んでいることを理解すべきです。

　救急救命士法第46条では「救急救命士は，救急救命処置を行ったときは，遅滞なく厚生労働省令で定める事項を救急救命処置録に記載しなければならない」また，「前項の救急救命処置録であって，厚生労働省令で定める機関に勤務する救急救命士の行った救急救命処置に関するものはその機関につき厚生労働大臣が指定する者において，その他の救急救命処置に関するものはその救急救命士において，その記載の日から5年間，これを保存しなければならない」と記載されています。したがって，病院内救急救命士が救急車内で血圧を測定しただけであっても，正しく救急救命処置録に記録し，個人情報保護法にのっとり保存することが必要です。また救急救命士が処置のために必要な活動基準やプロトコールを病院ごとに作成することが求められており，詳細な記録に基づく事後検証がなされるべきです。

Ⅲ　社会で活動する救急救命士の役割

【参考文献】

1）佐藤栄一：救急医療の現状と救急救命士の処置範囲拡大．平成23年度全国救急救命士教育施設協議
　　会総会．（http://kyuumeisi.jp/satohH23.pdf　2012.12.3引用）
2）田中秀治：「救急救命士の今後の処置拡大」資料 救急救命士制度研究会第1回大会・総会：12,
　　2012.
3）松原僚，山本美樹，福岡菜々美他：救急車搬送業務への救急救命士の関わり．日臨救急医会誌 15：
　　349, 2012.
4）榎本敬忠，渥美生弘，有吉孝一他：救急救命士制度の発展；法改正と職場開拓．日臨救急医会誌 15：
　　262, 2012.
5）松月みどり：急性期病院で実践する救急救命士の役割の検討．平成19年度 救急振興財団助成研究．
6）社会医療法人財団 石心会 川崎幸病院 EMT科．
　　（http://saiwaihp.jp/departments/section/emt.php 2012.12.3引用）

（鈴木　健介）

5　民間救急救命士の現場活動とメディカルコントロール

　救急救命士法が制定された当時，救急救命士は消防内部での業務しか想定されていませ
んでしたが，近年の救急救命士の量的充足によって，消防外の公的機関（警察，自衛隊，
海上保安庁など）や，民間機関（病院，学校，教育施設，警備員，集客施設など）にもそ
の職域を拡大しはじめ，24,500人程度の救急救命士がいずれかの場所で働いています．地
域の安全・安心を目指して消防外の救急救命士を求める場所が増加しているともいえます．
また消防内救急救命士の定年退職も始まり，われわれの調査では，制度が許せば83％以
上が退職後も救急救命士の資格を活かしたいと報告されています．現行の消防業務だけを
想定した救急救命士制度は現状に合わず，制度の変更が必要な時期が来ました．
　救急救命士法においては，救急救命士の活動の原則は医師の指示下において行われるも
のとされています．そこで民間救急救命士の職域拡大がなされたときにどのような医師の
指示を得るべきであるのか，そして平成14（2002）年以降整備されてきたメディカルコ
ントロール体制との関係についてどのように活用すべきであるか，救急救命士法において
消防組織以外に存在する民間のメディカルコントロール体制はどうあるべきなのかについ
て述べます．

1）救急救命士とメディカルコントロール体制

　（1）平成3（1991）年に救急救命士制度が創設されて以来，救急現場から医療機関へ
搬送されるまでの間に，救急救命士は医師の指示（直接指示または包括的指示）の下で救

急救命処置を行うことが可能です。さらに平成12（2000）年5月には，病院前救護における医療をいっそう高度化するために，メディカルコントロール体制を確立し救急救命処置の質の担保が図られました。このメディカルコントロール体制の整備等を前提条件として，平成16（2004）年に気管内チューブによる気道確保，平成18（2006）年にエピネフリン（アドレナリン）の投与などの特定行為の拡大と病院前救護体制の充実が順次図られてきました。

（2）救急救命士のみならず，病院前救急医療活動全般の質を担保し安全に実施するための仕組みがメディカルコントロール体制ですが，消防組織のメディカルコントロール組織がほとんどを占めています。しかし，救急救命士の職域拡大とともに民間の組織においてもメディカルコントロール体制が構築されるようになってきました。これからは消防・非消防の関係なく，救急救命士が実施できるメディカルコントロール体制を構築するべきです。

メディカルコントロールについての記載は，主として以下の通知によりその根拠をみることができます。

平成13年7月4日 消防救第204号消防庁救急救助課長通知による「救急業務の高度化の推進」および平成13年7月4日 医政指発第30号厚生労働省医政局指導課長発の「病院前救護体制の確立について」です。これに基づき全国では250近くの地域メディカルコントロール，47都道府県メディカルコントロール，1全国メディカルコントロールの3段階の役割別のメディカルコントロールが実施されています。

2）メディカルコントロール協議会の構成と役割

（1）メディカルコントロール協議会の構成は，二次医療圏において都道府県消防主管部局，都道府県衛生主管部局，担当範囲内の消防機関，担当範囲内の郡市区医師会，担当範囲内の救急医療機関および担当範囲内の救命救急センター等に所属する救急医療に精通した医師がその構成員として必ず含まれるようにするとともに，メディカルコントロール協議会の役割と協議事項に関し実質的な調整が可能となるような構成とされています。しかし，実際には本来積極的な関与が期待される救急医療に精通した医師に主体を与えていないために，多くのメディカルコントロール協議会が形骸化していると報告されています〔「メディカルコントロール協議会の現状について」厚生労働省医政局指導課資料（2013年9月）より〕。

（2）地域メディカルコントロール協議会の役割は，救急業務の高度化が図られるよう，救急救命士に対する指示体制や救急隊員に対する指導・助言体制の調整，救急活動の事後検証に必要な措置に関する調整，研修等に関する調整等，いわゆるメディカルコントロール体制の構築に係る実質的な調整を行うことです。この業務からみて，民間救急救命士が

Ⅲ 社会で活動する救急救命士の役割

活動しても同じように地域メディカルコントロール協議会で医療の質が担保されることが望まれますが，それがかなわないときには，民間のメディカルコントロールを確立し，できるだけ緊密な関係を構築することが望まれます（図4-2）。

具体的な地域MC協議会の業務

a) 救急救命士に対する指示体制及び救急隊員に対する指導・助言体制の調整
b) 救急隊員の病院実習等の調整
c) 地域における救命効果など地域の救急搬送体制及び救急医療体制に係る検証
d) 救急活動の事後検証に用いる救急活動記録様式の項目又は検証票様式の項目の策定
e) 救急業務の実施に必要な各種プロトコールの策定
f) 傷病者受け入れに係る連絡体制の調整等救急搬送体制及び救急医療体制に係る調整
g) その他地域のプレホスピタル・ケアの向上

（3）民間メディカルコントロールの役割とその概要

民間救急救命士に必要なメディカルコントロール体制の構築が望まれることが明らかとなってきました。その主な役割は，

1．医療統括指示体制の構築
2．地域メディカルコントロール協議会における連携と登録

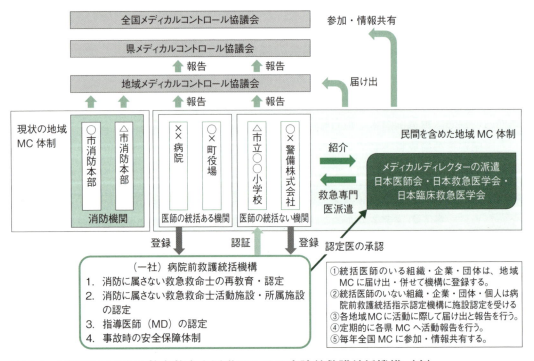

図4-2　消防に属さない救急救命士活動における病院前救護統括機構（案）

表4-1

> **「救急救命士活動の自律性」における４つの課題**
> 民間の救急救命士を活用するため以下の課題を関係諸団体によって解決しなければならない。
> ■医療統括指示体制の構築
> 　民間救急救命士に救急救命処置を実施させる際には（消防に属さない救急救命士を所管する組織，施設や機関では），指示医師などによる指示体制の確保と活動プロトコールの策定，事後検証や活動の記録保管，継続教育の実施，PDCAサイクル構築などの医療統括体制を構築することが必須である。
> ■地域限定活動における地域メディカルコントロール協議会の登録
> 　病院や学校等，地域を限定して活動を行う救急救命士又は救急救命士を雇用する組織，施設，機関では，病院前統括指示体制認定機構の施設認定を受けるとともに消防組織と同様に地域メディカルコントロールに届け出し（あるいは協働・連携し），指示体制，検証体制などの医療統括指示体制を構築すること。
> ■地域超越活動における県メディカルコントロール協議会への登録
> 　救急救命士の活動地域が地域メディカルコントロールに当てはまらない企業・組織では，病院前救護統括体制認定機構の施設認定を受けるとともに，所在地の県メディカルコントロール協議会に届け出を行い，医療統括指示体制を構築することは必要である。
> ■救命救急士生涯教育（２年間128時間）の推進
> 　民間救急救命士の活動においても，特定行為や救急救命処置の実施に際しての患者安全は最大に考慮されなければならない。消防救急救命士同様に，救急救命士の技術・知識の維持と啓発のために２年間128時間の再教育を受講し病院前統括指示体制認定機構の認定を受けるべきである。

　３．地域を越えるメディカルコントロール体制の登録

　４．救急救命士生涯教育の推進

が必要ということになりました。そのためには図4-2に示すような消防に属さない救急救命士であってもメディカルコントロール医師を置き，指示・指導・事後検証や教育体制を構築すべきであるということになりました。さらに，地域におけるメディカルコントロール体制の調整役としてメディカルディレクターを設置しました（表4-1）。

３）救急救命士法とメディカルコントロールの法的根拠

　（１）救急救命士法では，救急救命士は搬送途上における重度傷病者への救急救命処置を行うものと定義され，救急救命士は医師の指示下で診療の補助として救急救命処置を行うことを「業」としている（救急救命士法第43条第１項）職業です。しかし指示指導する医師についてその範囲は法的には規定されていません。したがって医師が確実な指示指導の経験を有し，プロトコールの作成や事後検証，教育を実施できれば，消防機関に所属していなくとも救急救命士としての活動は可能であると法的には読むことができます。

　（２）前述したように平成14（2002）年の総務省消防庁・厚生労働省の通知（「メディカルコントロール協議会の設置促進について」平成14年７月23日付け消防庁次長，厚生労働省医政局長通知）により，消防組織に所属する救急救命士が行う処置の質の確保につ

いては，メディカルコントロール体制のもと都道府県や地域のメディカルコントロール協議会が担うことになっており，メディカルコントロール協議会が指示医師を規定しています。このメディカルコントロール協議会や体制を支持する法律は，平成21（2009）年に改正された改正消防法です。

（3）平成21年に改正された消防法では，①救急搬送・受入れに関する協議会の設置，すなわちメディカルコントロール協議会を確実に構築し消防機関と医療機関の連携を推進するための円滑かつ効果的な仕組み作りを行うこと，②救急搬送・受入れの実施基準の策定，すなわち都道府県が傷病者の搬送・受入れの実施基準を策定し，公表することを最大の目標としています。メディカルコントロール協議会を改正消防法にて初めて法律上に定義したことは大きな進歩であり，評価されています。

（4）改正消防法の最終的な目的は，都道府県が傷病者の搬送・受入れの実施基準を作ることです。これには，①傷病者の状況に応じた適切な医療の提供が行われる医療機関のリスト作成，②消防機関が①のリストの中から搬送先医療機関を選定するための基準，③消防機関が医療機関に対し傷病者の状況を伝達するための基準，④搬送先医療機関が速やかに決定しない場合において，傷病者を受け入れる医療機関を確保するために，消防機関と医療機関との間で合意を形成するための基準をメディカルコントロール協議会を通じて作成することなどが含まれています。

しかし，いまだ救急救命士に対する確実な指示指導・検証体制が構築できていないメディカルコントロール協議会があることを考えると，今一歩踏み込んで，ボランティアベースで行われている指示指導医師の権限と責任についても法的に明確化し，有給下でメディカルコントロール医師やメディカルディレクターの業務として位置づけることが必要です。

（5）以上より，消防組織に所属する救急救命士以外は，法的にはメディカルコントロール体制を順守する必要性はないと結論することができます。しかし，だからといって勝手に行っていいわけではありません。もし民間の救急救命士に対してメディカルコントロールを行う際には，民間救急救命士への理解がまだまだ十分でないことから無用な誤解を受けないようにするためにも，民間救急救命士に対する指示医師のメディカルコントロール体制も現状のメディカルコントロール協議会に準拠し，また地域や都道府県メディカルコントロール協議会と十分な連携をもって行う形が無用なトラブルを避けるためには妥当と考えます。

4）民間救急救命士の行う救急救命処置と民間メディカルコントロール医師

（1）救急救命処置とメディカルコントロール

救急救命士が実施できる救急救命処置とは，救急救命士法第2条第1項で「その症状が著しく悪化するおそれがあり，又はその生命が危険な状態にある傷病者（以下「重度傷病

表4-2

「救急救命士法」における民間活用に際する4つの課題
消防に属さない救急救命士を活用するためにも救急救命士法の柔軟な解釈が必要である。
■救急救命士法第2条1項
　医師の指示を受けるために必要な通信設備の設置については現代では，無線ではなく携帯電話などでも確実な通信手段となるならば可能。
■救急救命士法第44条2項
　救急用自動車内または，病院，診療所への搬送のため重度傷病者を救急用自動車等に乗せるまでの間において，消防に属さない救急救命士が必要な救急救命処置を実施することは可能である。
■救急救命士法第53条2項
　救急救命士が法44条2項で示される場所以外で救急救命処置を行うことは原則として認められない。傷病者が発生した場所から救急用自動車で医療機関に到着するまでを意味している。この場所を「プレホスピタルの現場」に限ることで，包括的指示（プロトコールなど）と具体的指示が実施できる。
■救急救命士法第46条
　救急救命士は，救急救命処置を行ったときは，遅滞なく厚生労働省令で定める事項を救急救命処置録に記載し，個人情報保護法に基づき記録を5年間保管しなければならない。

者」という。）が病院又は診療所に搬送されるまでの間に，当該重度傷病者に対して行われる気道の確保，心拍の回復その他の処置であって，当該重度傷病者の症状の著しい悪化を防止し，又はその生命の危険を回避するために緊急に必要なもの」と定義されています。しかし，重度傷病者の処置が可能な救急救命士が軽症傷病者をみることは医学的には当然可能です。したがって医師は，その処置（特定行為あるいは救急救命処置）のいかんにかかわらず，重度から軽症までの傷病者に対して確実な直接または包括的指示を行っていれば救急救命士法に照らしても大きな問題とはなりません。極論すると，非消防組織の救急救命士は消防職員法や公務員法に縛られることなく，救急救命士法のみに準拠し医師の指示を法律の範囲内で守っていれば民間救急救命士の活動は十分可能です。救急救命士法に基づく救急救命士の民間活用に際する4つの課題について表4-2に示します。

救急救命士法施行規則第21条
　法第44条第1項の厚生労働省令で定める救急救命処置は，重度傷病者（その症状が著しく悪化するおそれがあり，又はその生命が危険な状態にある傷病者をいう。）のうち，心肺機能停止状態の患者に対するものにあっては第1号（静脈路確保のためのものに限る。）から第3号までに掲げるものとし，心肺機能停止状態でない患者に対するものにあっては第1号及び第3号に掲げるものとする。
　　1　厚生労働大臣の指定する薬剤を用いた輸液
　　2　厚生労働大臣の指定する器具による気道確保
　　3　厚生労働大臣の指定する薬剤の投与

Ⅲ　社会で活動する救急救命士の役割

（2）救急救命処置を行う場所とメディカルコントロール

　救急救命士法第46条第2項の厚生労働省令で定める救急救命士が存在すべき機関は，病院，診療所及び消防機関とされており（救急救命士法施行規則第24条），救急救命士が消防組織以外にも診療所や病院内において存在することは法律的には可能です。病院救急救命士が救急救命処置を行う場として考えると，マスギャザリングイベントや在宅医療・地域包括医療などでの病院救急車やドクターカーやラピッドカー，ドクターヘリなどを有している病院が救急救命士を病院前の現場に派遣し傷病者の搬送を行うことが可能です。この際には，救急救命士は病院の医師の指示（直接・包括的のいずれか）で救急救命処置を実施することは可能です。

救急救命士法施行規則第24条
　法第46条第2項の厚生労働省令で定める機関は，病院，診療所及び消防機関とする。

（3）病院内の救急救命士の活動とメディカルコントロール

　このように，病院内における救急救命士の活動の一つとして病院外での救急車運行業務があげられます。しかし病院内に所属する救急救命士は，現場や救急用自動車等以外の場所においてその業務を行ってはならないとされていることを厳重に注意する必要があります。また，病院内に独自のメディカルコントロール体制が必要です。

　すなわち，救急救命士は搬送のため救急用自動車等に乗せるまでの間で救急救命処置を行うことが必要な場合は，現場における救急救命処置を行うことが容認されていますが，ERを含めそれ以外の場所での救急救命処置を行うことは認められていません（救急救命士法第44条第2項一部省略）。

　また使用すべき救急用自動車等とは，重度傷病者の搬送のために使用する救急用自動車，船舶及び航空機＋必要な通信設備と構造設備を有するもの（救急救命士法施行規則第22条）と定義されています。このため，高規格救急車を中心として，救急救命処置を行い得る機材の準備と，メディカルコントロール医師との連絡が確実につく体制と機器の整備が必要です。これらの業務をプロトコールとしてそれを含むBLSやALSなどの一次・二次救命処置の実施体制を考える必要があります。

　ただし，さまざまなマスギャザリングの現場（東京スカイツリーや東京マラソンなど）では，民間救急救命士が活動をする場合において重度傷病者に対して行う処置は，消防機関の高規格救急車が搬送を行うため，広い意味でのプレホスピタルすなわち現場での活動といって問題はないと考えます。

救急救命士法施行規則第22条

　法第44条第2項の厚生労働省令で定めるものは，重度傷病者の搬送のために使用する救急用自動車，船舶及び航空機であって，法第2条第1項の医師の指示を受けるために必要な通信設備その他の救急救命処置を適正に行うために必要な構造設備を有するものとする。

（4）救急救命士の救急救命処置と活動記録についてのメディカルコントロール

　救急救命士として現場で活動したら必ず活動記録を記載し，5年間記録を保存することが義務づけられています。厚生労働省令第23条で定める機関に勤務する救急救命士の行った救急救命処置に関するものは，救急救命士が記載の日から5年間の保存が義務づけられ（救急救命士法第46条第2項），消防機関のみならず，病院内や診療所においてはたとえ医師の指示で行った処置であっても，救急救命士による救急救命処置録の保管と管理を必ず行わなければなりません。

救急救命士法施行規則第23条

　法第46条第1項の厚生労働省令で定める救急救命処置録の記録事項は，次のとおりとする。

　　1　救急救命処置を受けた者の住所，氏名，性別及び年齢
　　2　救急救命処置を行った者の氏名
　　3　救急救命処置を行った年月日
　　4　救急救命処置を受けた者の状況
　　5　救急救命処置の内容
　　6　指示を受けた医師の氏名及びその指示内容

　記録文書は情報管理責任者のもと，鍵のかかる場所での保管，および電子記録もパスワードの設定などで保存しておく必要があります。

（5）民間メディカルコントロールの活動内容と事後検証

　以上述べてきたように，民間の救急救命士であっても救急救命処置を行う際には，指示医師などによる指示体制の確保と活動プロトコールの策定，事後検証や活動の記録保存，継続教育の実施など，消防機関メディカルコントロールと同様にPDCAサイクルに基づく体制を確保することが必要です。

　民間におけるメディカルコントロールにかかわる医師（MC医師）の役割と業務を以下に箇条書きで示します。

Ⅲ　社会で活動する救急救命士の役割

表4-3　病院前救護統括体制認定機構におけるメディカルコントロール医師（以下，民間MC医師と略）資格要件

統括医療体制における民間MC医師の要件
（下記の1-5のすべての要件を満たすこと）

1．医師免許を有すること（取得後5年以上）

（統括医師認定申請書：様式1）

2．日本救急医学会，日本臨床救急医学会，日本医師会，日本集団災害医学会，日本病院前診療医学会，日本航空医療学会，日本病院前救急救命学会，日本救急看護学会，日本旅行学会，日本救護救急学会，全国救急救命士教育施設協議会のいずれかの会員であること。

（所属学会情報申請書：様式2）

3．病院前救護統括体制認定機構の行うMC医師研修（3時間）を必ず修了していること

（認定講習修了証添付書：様式3）

4．日本救急医学会の実施する「メディカルコントロール医師に対する研修」の受講または講師，あるいは日本臨床救急医学会・厚生労働省・日本救急医療財団の行う「病院前救急医療体制にかかわる研修」などの受講または講義の経験があることが望ましい

（メディカルコントロール研修修了申請書：様式4）

5．病院前救急医療のメディカルコントロール経験の以下のいずれかに該当すること
　　各種メディカルコントロールの経験（MC協議会での役職・業務を含む）救急隊員教育歴，病院前救急現場の医療経験・消防機関の指導医歴・病院前救護の現場医療経験など

（病院前救急医療のメディカルコントロールに対する経歴書：様式5）

（ア）メディカルコントロール協議会での役職あるいは業務についた経験を有すること。
（イ）医師免許取得後の救急車同乗（12時間以上）を通じて，救急隊員が現場及び搬送途上で行う業務を理解していること。
（ウ）消防学校での救急隊員教育または，救急隊員を対象とする救急救命士養成所での救急救命士教育において，講義もしくはシミュレーションの指導経験を有すること。
（エ）病院前救急現場（ドクターカー・ドクターヘリ，病院救急車の同乗，その他の救急搬送などを含む）での医療経験があること。
（オ）消防機関の指示・指導医として委嘱され，オンライン・メディカルコントロールの直接的指示や事後検証・プロトコールの策定を行ったことがあること。
（カ）病院前救護の現場（地域包括医療での病院前活動や地域で行うスポーツイベントやマスギャザリングイベントなどの病院前救護や救護所など）での医療経験があること。

---

a）救急救命士法（平成3年法律第36号）第44条に規定される具体的指示
b）民間救急現場及び搬送途上における傷病者の重症度・緊急度判断に関する助言
c）民間救急現場及び搬送途上における傷病者の救急救命処置に関する助言
d）民間傷病者収容時における医療機関の選定や医療機関への症状等の説明に関する助言
e）民間救急救命士の活動記録に対する事後検証と活動のフィードバック
f）民間救急救命士の病院研修の実施とその評価
g）民間救急救命士の現場活動の評価
h）民間救急救命士の現場活動プロトコールの作成と定期的な見直し

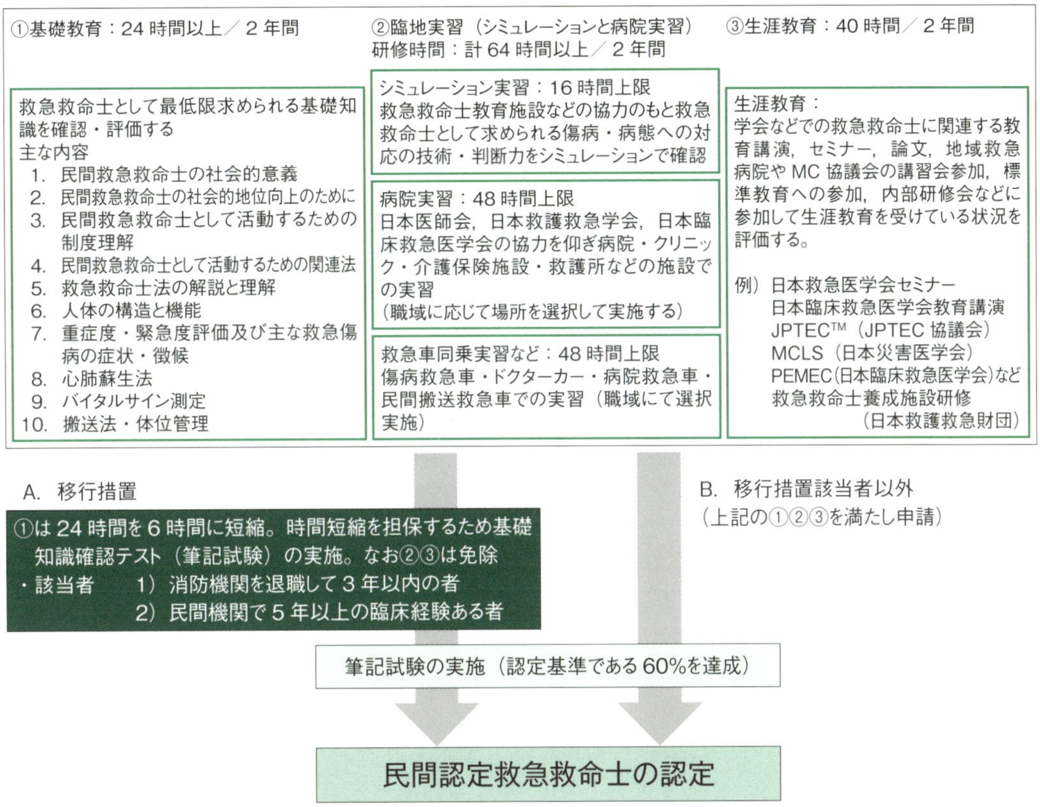

①基礎教育：24時間以上／2年間　②臨地実習（シミュレーションと病院実習）　③生涯教育：40時間／2年間
研修時間：計64時間以上／2年間

救急救命士として最低限求められる基礎知識を確認・評価する
主な内容
1. 民間救急救命士の社会的意義
2. 民間救急救命士の社会的地位向上のために
3. 民間救急救命士として活動するための制度理解
4. 民間救急救命士として活動するための関連法
5. 救急救命士法の解説と理解
6. 人体の構造と機能
7. 重症度・緊急度評価及び主な救急傷病の症状・徴候
8. 心肺蘇生法
9. バイタルサイン測定
10. 搬送法・体位管理

シミュレーション実習：16時間上限
救急救命士教育施設などの協力のもと救急救命士として求められる傷病・病態への対応の技術・判断力をシミュレーションで確認

病院実習：48時間上限
日本医師会，日本救護救急学会，日本臨床救急医学会の協力を仰ぎ病院・クリニック・介護保険施設・救護所などの施設での実習
（職域に応じて場所を選択して実施する）

救急車同乗実習など：48時間上限
傷病救急車・ドクターカー・病院救急車・民間搬送救急車での実習（職域にて選択実施）

生涯教育：
学会などでの救急救命士に関連する教育講演，セミナー，論文，地域救急病院やMC協議会の講習会参加，標準教育への参加，内部研修会などに参加して生涯教育を受けている状況を評価する。

例）日本救急医学会セミナー
日本臨床救急医学会教育講演
JPTEC™（JPTEC協議会）
MCLS（日本災害医学会）
PEMEC（日本臨床救急医学会）など
救急救命士養成施設研修
（日本救護救急財団）

A．移行措置

①は24時間を6時間に短縮。時間短縮を担保するため基礎知識確認テスト（筆記試験）の実施。なお②③は免除
・該当者　1）消防機関を退職して3年以内の者
　　　　　2）民間機関で5年以上の臨床経験ある者

B．移行措置該当者以外
（上記の①②③を満たし申請）

筆記試験の実施（認定基準である60%を達成）

民間認定救急救命士の認定

図4-3　民間認定救急救命士に対する認定内容（案）

i) 民間救急救命士の資質や民間メディカルコントロール体制などそのEMSシステムの問題改善
j) 民間救急救命士の免職ならびに採用にかかわる問題
k) その他の民間救急救命士の活動にかかわる諸問題の解決

　病院前救護統括体制認定機構においては，メディカルコントロールに係る医師の認定要件を定めています（表4-3）。
　さらにMC医師の上に地域メディカルコントロール協議会などとの調整能力を有する救急専門医をメディカルディレクターとしています。メディカルディレクターは，指示医師などによる指示体制の確保と，事後検証や活動プロトコールの策定，継続教育，傷病者へのインフォームドコンセント，病院内倫理委員会などの認証，院内メディカルコントロール体制の構築などの整備を行います。実際，MC医師とメディカルディレクターが正しく機能すれば，民間や病院における救急救命士が現場での特定行為を実施することは不可能ではないと考えます。ただし前述したように，地域メディカルコントロール協議会との十分な協議を行っておくことは必要です。

Ⅲ　社会で活動する救急救命士の役割

（6）病院における民間救急救命士の生涯教育の実施とメディカルコントロール体制

民間メディカルコントロール体制の中においても救急救命士の養成課程病院実習と同様に，病院における研修や実技訓練など128時間〔基礎教育24時間以上，臨地実習（シミュレーションと病院などの実習）64時間以上，生涯教育40時間以上〕を継続的に行う必要があります（図4-3）。今後は，病院前救護統括体制認定機構が民間救急救命士やメディカルコントロール医の認定作業を行うこととし，認定作業が2018年3月より始まっています。

救急救命士の病院実習のガイドラインに示されるとおり，（医師の指示下，医師の補助，医師の実施の観察などに分類されてはいるものの）救急救命士が現場で行うべき気道確保，静脈路確保，薬剤投与などの実施も，病院実習中に医師の指示下で行うことは容認されています。

民間のメディカルコントロール協議会が病院に病院研修の推薦状を提出し，それが受理されれば，民間においても病院実習の実施は可能と考えます。

5）おわりに

民間の救急救命士という概念は，救急救命士をよく知る人からもわかりにくい存在です。メディカルコントロールもまた社会的に十分な理解をされていない分野です。それゆえ，民間救急救命士のメディカルコントロールというとその内容の理解までにはさらなる時間を要し，市民権を得るまでにかなり時間がかかるものと考えられます。

しかし，それまでの間においても，消防機関のメディカルコントロール協議会と同様，一つひとつ実施しながら，メディカルコントロール体制の構築を進め，社会的認知を獲得していくことが重要と思われます。

（田中　秀治）

Ⅳ 救急救命士が遭遇する事例集 Q&A

1 医師の電話による指示なしに救急救命士が特定行為を行った場合の法解釈について

ケース

地下街で男性が倒れたとの通報で駆けつけたところ、心肺停止の状態であった。心肺蘇生を開始し、救急救命士が特定行為を施行しようとしたところ携帯の電波が圏外でした。

医師のオンライン・メディカルコントロールによる具体的指示なしに特定行為（気管挿管）を実施した場合は違法となりますか？

医師の具体的指示を受けることなく特定行為を行っているので、救急救命士法第44条第1項に違反しており、同法第53条に該当するため、処罰の対象になることが考えられます。しかし、緊急避難が成立すれば、違法性が阻却され、処罰されないことになります。

解説

1）携帯電話の電波整備が進む昨今でも電波の不感地帯は、日常的に山間部、地下街、ビル内等でしばしば体験します。また、災害優先電話の指定を行っていても、大規模な災害時には通信障害が生じることは東日本大震災のときに経験した方も少なくないと思います。このような場合は、通信機器による医師の具体的指示を受けることはできません。このように、医師との通話が不可能な状態においては、救急救命士が特定行為を実施した場合、処罰は不可避なのでしょうか。生命の危険な状態にある重度傷病者を目前にして、医師との連絡がとれるまで待つ以外に選択肢はないのでしょうか。

背景として、救急救命士が病院前救護において救急活動を行うには、救急救命士法（以下「法」という）とともに、所属する機関の定めに基づき活動しなければならない現状があります。消防機関であれば、消防法とともに総務省消防庁、厚生労働省が送出する通知等に基づいて所属する地方自治体が制定した救急業務規定や、策定された救急活動に関す

IV　救急救命士が遭遇する事例集　Q&A

るプロトコールやマニュアル等に従うこととなっています。また，自衛隊や海上保安庁等の組織においても同様であり，各機関の法と各組織で定められた内部例規に従って救急救命士の業務を遂行しています。

　2）法第2条第2項は，「医師の指示の下に救急救命処置を行うことを業とする者」を救急救命士というと規定しています。この場合の「医師の指示」とは，個別的具体的指示ではなく，「包括的指示」，すなわち医師（都道府県のメディカルコントロール協議会）が事前に定めた一般的・包括的指示（プロトコール）を意味します。すなわち，医師の手が回らない病院前救護について，救急救命士という新しい資格を設け，機動的に救命率の向上を図ろうとする救急救命士制度の趣旨からすれば，医師の個別・具体的指示を求めることにしたのでは制度趣旨を活かしきれないため，この場合の医師の指示は包括的指示と解されます。しかし，よりいっそう高度な知見と手技を必要とする重度傷病に関しては，医行為の質を担保するため医師の個別的・具体的指示が必要であるため，法第44条第1項および救急救命士法施行規則第21条の規定は，心肺機能停止状態の患者に対する①静脈路確保のための輸液，②器具による気道確保，③一定の薬剤の投与，④気管挿管の特定行為については，医師の具体的な指示を必要とする旨を規定しています。

　特定行為は高度な医療上の知見と技術を必要とするため，医師の具体的な指示なしに実施した場合，重大な結果を招来しかねない行為であるため，医師の具体的指示を受けずに行うことを禁止するとともに，これに違反したときは，同法第53条で6か月以下の懲役又は30万円以上の罰金又はその併科を規定したものです。

　しかし，医師のオンライン・メディカルコントロールを受ける体制は，地域のメディカルコントロール（以下「MC」とする）に地域格差が生じている現状もあります。特定行為の指示は，救急救命士とMC医とにおいて電話でのやりとりが一般的です。大規模な機関であれば指令センターに医師が常駐する体制を整えていますが，そのような恵まれた体制のある消防機関は数えるほどで，大半の消防機関では救急活動現場から地域MC医の医療機関へコールし指示を受けて活動しています。

　そこには，当然，MC医の資質や経験，救急救命士法の熟知の程度によりオンライン・メディカルコントロールに差異がみて取れるため，今後はMC医の教育体制や方針を統一することも必須であると考えられます。救急救命士が特定行為を実施する要請を行っても，とくに明確に理由が得られないまま何もせずに運ぶように指示を受けるケースがあるのは改善しなくてはなりません。

　自衛隊では訓練等に医官が同行している場合が多いのですが，訓練または有事の際に電話や無線で指示が受けられない環境下もあるため，救急救命士の資格とは別に正・准看護師の資格を有し，特殊環境下で医官の指示が得られない際の特定行為についても判断でき

るような教育と訓練で習熟させるとともに，例規等を定めています。原則に沿えないやむ
を得ない環境下の場合に，違法性阻却事由の一つである緊急避難行為として行うことも視
野に入れた教育が定められています。

3）医師の具体的指示がない場合の法的問題

本問の場合，救急救命士は，法を遵守すべきか，目前の生命が危険な状態にある重度傷
病者の救命のために法に反しても特定行為を実施すべきか，義務の衝突が生じるたいへん
難しい選択を迫られます。以下，場合分けして説明します。

（1）救急救命処置を行わなかった場合

ア　救急救命士法上の責任

この場合は，法第44条第1項を遵守していますので，救急救命士法上の責任は生じません。

イ　刑法上の責任

法第44条第1項を遵守し，気管挿管を行わなかったのですから問題がなさそうですが，
現実には，重度傷病者が病院で死亡した場合等に遺族等からなぜ気管挿管を速やかに実行
しなかったのか，実行していれば死亡することはなかったというクレームが出ることも推
測できます。このクレームに対して，どのように考えるべきでしょうか。このように不作
為が犯罪とされる場合は不作為犯といい，保証人的地位にある者が作為義務に違反するこ
とによって成立する犯罪です。119番通報により現地に出向いた救急救命士は，職務上，
傷病者に対して，救護・救命処置を行うことが役割ですから，保証人的地位にあるといっ
てよいと思われます。したがって，重度傷病者に対し，違法に救急救命処置を行わない場
合は，保護責任者遺棄罪に該当することになります（刑法第218条）。しかし，本問の場
合は，救急救命士は法第44条第1項の「救急救命士は，医師の具体的指示を受けなけれ
ば特定行為を行ってはならない」という罰則規定の伴う禁止規定に従って，医師の指示が
得られないため気管挿管を行わなかったのですから，作為義務は存在しなかったというべ
きであり不作為犯罪は成立しません。

ウ　民事上の責任

救急救命士が地方公務員の場合は，故意過失をもって違法に他人に損害を加えたとき
は，公共団体が賠償の責任を負い（国家賠償法第1条第1項），救急救命士は故意又は重
過失があったときに限り，公共団体から求償を受けます（同条第2項）。しかし，本問は
違法な加害がなかったのですから賠償の問題は生じません。

救急救命士が民間人の場合は，民法上の不法行為の成否が問題になりますが（民法第
709条），同様に違法な加害がなかったのですから，賠償の問題は生じないことになります。

エ　行政法上の処分

救急救命士は，罰金以上の刑に処せられた者は次項，「（2）救急救命処置を実行した場

Ⅳ　救急救命士が遭遇する事例集　Q&A

合」の「エ」に記載したとおり，免許取消等の処分を受ける可能性があります。しかし，本問は，法第44条第1項を遵守していますから犯罪は成立せず，行政上の処分もないことになります。

（2）救急救命処置を実行した場合

ア　救急救命士法上の責任

先に述べたとおり，法第44条第1項は，医師の具体的な指示を受けなければ特定行為を行ってはならないとしており，法第53条は，法第44条第1項に違反した者に対し「6月以下の懲役若しくは30万円以下の罰金に処し，又はこれを併科する」としています。

医師の具体的指示を受けずに気管挿管をする行為は，法第44条第1項に違反し，法第53条の構成要件に該当するので，違法性が推定されることになります。

そこで，違法性阻却事由の存否が問題になります。本件の場合，違法性阻却事由として，正当行為（刑法第35条），正当防衛（同法第36条），緊急避難（同法第37条）が考えられますが，緊急避難の適用の問題となります。正当行為については，法第44条第1項の医師の指示を受けていないことから，適法な業務遂行といえないため該当しません。また，正当防衛については，自己又は他人に対する急迫不正の侵害を防衛するための行為ですから，本件に適用の余地がありません。

緊急避難とは，自己又は他人の生命・身体・自由又は財産に対する現在の危難を避けるために，やむを得ずした行為が，これによって生じた害が，避けようとした害の程度を超えなかったときに限り罰しない（刑法第37条）とするものです。本問の場合，生じた害は医師の指示を得ることなく，法第44条第1項の規定に違反した点（行政法規違反）ですが，避けようとした利益は重度傷病者の生命ですから，前者の害が避けようとした後者の害を超えることがないことは明らかであり，緊急避難が適用されることになります。その結果，法第53条違反については，違法性が阻却され犯罪は成立しないことになります。

刑法第37条第2項は，業務上特別の義務ある者について，第1項の緊急避難は適用しないとしており，業務上特別な義務ある者としては，警察官，自衛官，消防官，船員など職務上危難に立ち向かう者をいうとされています。本問の救急救命士が消防官である場合は，その点が問題になります。しかし，これらの者も自己のための緊急避難は認められませんが，第三者の安全を図るための避難行為をすることは認められていますので，重度傷病者の救命を目的とした本問の場合は，緊急避難の適用に影響はありません。

イ　刑法上の責任

気管挿管行為は有形力の行使なので，暴行罪（刑法第208条），傷害又は死亡に至った場合は業務上過失致死傷罪（刑法第211条）に該当します。この場合，保護法益は，身体ですから，避けようとする生命と比較して，後者の害を超えないことは明らかです。したがって，この場合も緊急避難が成立し，違法性を阻却するので犯罪は成立しないことになります。

ウ　民事上の責任

　救急救命士が救急隊員である場合，彼らは公務員ですから，国家賠償法の適用があります。救急救命士（公務員）が，その職務を行うについて故意・過失によって違法に他人に損害を加えたときは，地方公共団体が損害を賠償する責を負います（国家賠償法第1条第1項）。

　本件は，気管挿管により気道の確保を行ったことにより，重度傷病者に損害は生じていないので，他人に損害を加えたという要件を欠いていることになり，国家賠償法の責任は生じないと考えられます。仮に，特定行為実施中に負傷したことにより国家賠償法の要件を満たしたとしても，正当行為として違法性は阻却されます。

　民事上も，刑法と同様に，違法性阻却事由として，正当防衛（民法第720条第1項）と緊急避難（同条2項）の規定があります。しかし，刑法上の正当防衛，緊急避難とは要件が異なり，正当防衛は，他人の不法行為に対して自己又は第三者の権利又は利益を防衛するため，やむを得ず加害行為をした者は，損害賠償責任を負わないというもので，緊急避難は，他人の物から生じた急迫の危難を避けるためその物を損傷した場合は損害賠償責任を負わないというものです。本件は，このいずれにも該当しません。しかし，判例等によって正当行為という違法性阻却事由が認められており，社会的相当なさまざまな類型があります。本件は，救急救命士の本来の役割である病院前救命を目的とした行為であること，第44条第1項に違反しているので，正当業務とはいえないが，事例の緊急状態においては，医師の連絡を待たずに救命処置を行うことは，「正当」な行為と評価することができると考えられます。

　本件は，上記のとおり，救急救命士は法第44条第1項に違反し，法第53条に該当しますが，仮に重度傷病者が負傷したとしても，正当行為として違法性が阻却されることになり，地方公共団体に賠償責任は発生しません。

　救急救命士が民間人の場合は，救急救命士の民事上の責任が問題になりますが，この場合も上記説明と同様で，民事上の責任を問われることはありません。

エ　行政上の責任

　医師の指示を欠いたまま，法第44条第1項に違反して気管挿管を行った場合，法第53条第1項に該当するため，法第4条の欠格事由に該当するに至ったときは，免許取消，名称使用の停止を命じられる場合があります（法第9条第1項）。

　しかし，本件の場合は，法第53条の犯罪は前に説明したとおり緊急避難として違法性が阻却され犯罪が成立しないので，行政上の処分もないことになります。

4）大規模災害等の場合の解釈

　ところで，大規模災害時の場合は，医師の指示のない救急救命士の特定行為についてどのように理解されるのでしょうか。

Ⅳ　救急救命士が遭遇する事例集　Q&A

　平成23（2011）年3月11日に発生した東北地方太平洋沖地震では，災害派遣された自衛隊や消防機関など所属する地域を超えた救急救命士が現地に入り救急活動に従事しました。そこで問題となったのが，各自治体から緊急消防援助隊が集結した消防機関の救急活動では，通信回線の途絶から医師への特定行為の要請ができない状況となり，担当するMC医から指示を受けられない状態となったことでした。

　これは，法の制定時には想定していなかった救急活動であり，活動を妨げ混乱が生じる要因となりました。そこで総務省は，「救急救命士の特定行為の取扱いについて」（各都道府県消防防災主管部（局）長あて平成23年3月17日付け消防庁救急企画室長事務連絡）を発出しました。

　この法解釈では，大規模災害において通信の途絶における救急救命士の特定行為については，オンライン・メディカルコントロールでの医師の具体的な指示なしで特定行為を行った場合でも刑法第35条に規定する正当業務として違法性が阻却され得る場合があるとしています。

　正当業務行為とされるためには，その業務が適法に遂行されることが条件であり，本問の場合は，医師の指示が欠けている点で適法性を欠いているため正当業務とはいえないのですが，大地震により医師の指示が受けられなかった状況を踏まえ，大規模災害における救護活動として，正当業務行為としたものと理解されます。

（松山千恵美）

2　救急救命士が創傷資材で傷の処置をすることや，処方薬を介助することの法的解釈について

ケース1

　救急出動したところ，自転車で転倒して手足に擦過傷や切り傷を負っていたが「自力で受診するので，絆創膏かガーゼで傷の応急処置のみをしてほしい」と傷病者にいわれました。

 救急救命士が絆創膏やガーゼで創傷処置をする行為は違法ですか？

 絆創膏やガーゼで創傷処置をする行為は違法ではありません。

58

解 説

　救急出動の現場では，50％が軽症，40％が中等症，10％が重症といわれ，軽微な外傷への対応の機会は少なくありません。絆創膏やガーゼを貼る行為は，医師法の「医行為」にあたるとの見解もあり，救急救命士に限らず救急隊員は一般市民が行える処置も控える傾向にあります。

　しかし一方で，特定行為としての気道確保や除細動ができる技術を持った救急救命士が，専門的な判断や技術を必要としない応急手当に該当する処置を行うことは，病院・医院への受診を前提とすれば医師法違反にあたる行為にならないものと考えられ，軽微な切り傷や擦り傷，やけど等について，救急救命士が現場で処置を行うことは可能であると考えます。また，十分な観察を行ったうえで，軽微な外傷であり本人が自力受診を希望した場合は，創傷処置後に現場処置扱いとして不搬送とする判断の材料の一つになります。

 ケース2

　救急出動したところ，患者は普段から腰痛で通院しており，痛みのひどいときは坐薬を使うように処方されていましたが，痛みがひどく，自分で坐薬を挿入できないため救急隊に依頼されました。

> **Q.** 救急救命士が傷病者本人に処方されている坐薬を挿入することは違法ですか？

> **A.** 確認条件を満たしていれば，法に抵触する可能性は低いと考えられます。

 解 説

　ケース2については，傷病者の状態で確認しなければならない必須条件がありますので実施の前にそれを満たしていることの確認が必要です。条件については，本人に処方されている薬であり，①傷病者が入院・入所して治療する必要がなく容態が安定していること，②副作用の危険性や投薬量の調整等のため，医師や看護師による連続的な容態の経過観察が必要である場合ではないこと，③内用薬については誤嚥の可能性，坐薬については肛門からの出血の可能性など，当該医薬品の使用の方法そのものについて専門的な配慮が必要な場合ではないことを満たしていれば可能であると考えます。

　このケースでは，通院中であり，本人に確実に処方されたものであることは，お薬手帳や薬袋で確認が可能です。判断に迷う場合は，本人から主治医に確認してもらう，またはMC

の指導医にオンコールで相談するなど傷病者に安全に行われる方法がより望ましいと考えます。

1）医師法違反という考え方になった解釈とは

そもそも，医師法違反になるとはどのようなことなのでしょうか。医師，歯科医師，看護師等の免許を有さない者による医業（歯科医業を含む。以下同じ）は，医師法第17条，歯科医師法第17条および保健師助産師看護師法第31条その他の関係法規によって禁止されていますが，この中の「医業」とは何を指すのかというと，「当該行為を行うにあたり，医師の医学的判断及び技術を，反復継続する意思をもって行うことである」としています。簡単にいうと「不特定多数ではなく，反復継続しないこと」となるので，例えば医薬品を勝手に投与すると「処方」だという医療従事者も少なくありません。しかし，糖尿病をインスリン注射でコントロール中の本人や家族は不特定多数にはならず，注射を行うことは医行為にはならないわけです。エピペン®についても，同様の解釈となります。

しかし，これまで医行為という範疇があいまいであったために，個別，または具体的に判断することができていなかった背景があり，違法性の阻却をどのようにするかということに焦点が当たり，目的や方法，どれだけ不利益を生じたか，またどれだけ緊急性があったかという観点から，違法性の有無について解釈するため，例えば救急救命士が絆創膏を傷に貼る行為も望ましくないという解釈が浸透したと考えられます。

医行為のうち医師（または歯科医師）が常に自ら行わなければならないほど高度に危険な行為を絶対的医行為といい，それ以外の行為を相対的医行為としています。絶対的医行為は，診断や手術，投薬のための処方箋の交付などがあげられます。相対的医行為を医師以外の医療従事者に行わせるか否かは，医療従事者の能力を勘案した医師の判断によりますが，明確に分けられない部分もあるため，今後は行政上において区分や整理が必要になると考えられます。

また，同じ医療職である看護師が医師の指示下で行える相対的医行為の範囲については，保健師助産師看護師法において規定が明確にされていないため，その法解釈が問題となり得ることもありますが，それは救急救命士法においても同様の問題が存在していると考えられ，医師法が業務の遂行の妨げになる側面もあると推測できます。

社会状況や医療を取り巻く環境が変化する中では，医師以外の医療職との連携が必須となります。今後は，救急救命士はもとより，携わる医療職への業務の分散が多様化する医療現場においては，医行為の概念を法的にも見直すことが必要であり，救急救命士が病院前救護において相対的医行為を担うことで，患者の負担軽減にもつながると考えられます。

2）医療の補助行為，新たな医師法第17条，歯科医師法第17条および保健師助産師看

護師法第31条の解釈に関する今後の展望

　法で定められている医行為の分類は，医師（または歯科医師）が常に自ら行う絶対的医行為を行う医師の資格者と，それ以外の者が行うことができる相対的医行為に分かれます。相対的医行為にすべてをくくると混乱しますが，ここには看護師を含んだ医療関係資格を有する者が行うことが最善である行為と，資格を有さない者でも行える行為とに分けて考えます。また，その分類の中から相対的医行為を，医師の管理や指導の下に看護師や医療資格を有する者に委譲することができるため，医療の補助行為が成立していました。

　近年は，在宅医療や障害者施設，高齢者施設等からの救急要請も多くなっていることから，急性期というよりは慢性期の傷病者に対する救急対応が増加しています。当然，家族やヘルパーなどにより行われる医行為はどこまでの範囲を示すのか明らかではありません。とくに介護施設や高齢者施設等では有資格者の常駐に限度があり，相対的医行為なのかが明確にされていませんでした。そのために医療資格を有さない介護職員による医行為の拡大解釈により，本来は実施できない行為にまで及んでいたと推測できます。

　平成17（2005）年に厚生労働省は，医行為が不必要に拡大解釈されていることを踏まえて，医師・看護師等の医療に関する免許を有さない者が行うか否か判断する具体的内容を各都道府県知事に通知しました〔平成17年7月26日付け医政発第0726005号　医師法第17条，歯科医師法第17条及び保健師助産師看護師法第31条の解釈について（通知）を参照〕。

　この通知は，医療機関以外の高齢者や障害者介護の現場において，医療に関する免許を有さない者が医行為と考えられていた行為を行うにあたり，どこまでの範囲が可能かを明確にしています。この通知により，病院前救護において医療資格者である救急救命士が扱うことは当然可能な範疇に属し，違法にはならないと解釈できると考えます。

医療機関以外の高齢者介護・障害者介護の現場等において判断に疑義が生じることの多い行為であって原則として医行為ではないと考えられるもの

1　水銀体温計・電子体温計により腋下で体温を計測すること，及び耳式電子体温計により外耳道で体温を測定すること
2　自動血圧測定器により血圧を測定すること
3　新生児以外の者であって入院治療の必要がないものに対して，動脈血酸素飽和度を測定するため，パルスオキシメータを装着すること
4　軽微な切り傷，擦り傷，やけど等について，専門的な判断や技術を必要としない処置をすること（汚物で汚れたガーゼの交換を含む）
5　患者の状態が以下の3条件を満たしていることを医師，歯科医師又は看護職員が確認し，これらの免許を有しない者による医薬品の使用の介助ができることを本人又は家族に伝えている場合に，事前の本人又は家族の具体的な依頼に基づき，医師の処方を受け，あらかじめ薬袋等により患者ごとに区分し授与された医薬品について，医師又は歯科医師の処方及び薬剤師の服薬指導の上，看護職員の保健指導・助言を遵守した医薬品の使用を介助すること。具体的には，皮膚への軟膏の塗布（褥瘡の処置を除く），皮膚への湿布の貼付，点眼薬の点眼，

Ⅳ　救急救命士が遭遇する事例集　Q&A

> 一包化された内用薬の内服（舌下錠の使用も含む），肛門からの坐薬挿入又は鼻腔粘膜への薬剤噴霧を介助すること
> ----------
> ①患者が入院・入所して治療する必要がなく容態が安定していること
> ②副作用の危険性や投薬量の調整等のため，医師又は看護職員による連続的な容態の経過観察が必要である場合ではないこと
> ③内用薬については誤嚥の可能性，坐薬については肛門からの出血の可能性など，当該医薬品の使用の方法そのものについて専門的な配慮が必要な場合ではないこと

注1；以下に掲げる行為も，原則として，医師法第17条，歯科医師法第17条及び保健師助産師看護師法第31条の規制の対象とする必要がないものであると考えられる。
　①爪そのものに異常がなく，爪の周囲の皮膚にも化膿や炎症がなく，かつ，糖尿病等の疾患に伴う専門的な管理が必要でない場合に，その爪を爪切りで切ること及び爪ヤスリでやすりがけすること
　②重度の歯周病等がない場合の日常的な口腔内の刷掃・清拭において，歯ブラシや綿棒又は巻き綿子などを用いて，歯，口腔粘膜，舌に付着している汚れを取り除き，清潔にすること
　③耳垢を除去すること（耳垢塞栓の除去を除く）
　④ストマ装具のパウチにたまった排泄物を捨てること。（肌に接着したパウチの取り替えを除く）
　⑤自己導尿を補助するため，カテーテルの準備，体位の保持などを行うこと
　⑥市販のディスポーザブルグリセリン浣腸器（※）を用いて浣腸すること
　　※挿入部の長さが5から6センチメートル程度以内，グリセリン濃度50%，成人用の場合で40グラム程度以下，6歳から12歳未満の小児用の場合で20グラム程度以下，1歳から6歳未満の幼児用の場合で10グラム程度以下の容量のもの
注2；上記1から5まで及び注1に掲げる行為は，原則として医行為又は医師法第17条，歯科医師法第17条及び保健師助産師看護師法第31条の規制の対象とする必要があるものでないと考えられるものであるが，病状が不安定であること等により専門的な管理が必要な場合には，医行為であるとされる場合もあり得る。このため，介護サービス事業者等はサービス担当者会議の開催時等に，必要に応じて，医師，歯科医師又は看護職員に対して，そうした専門的な管理が必要な状態であるかどうか確認することが考えられる。さらに，病状の急変が生じた場合その他必要な場合は，医師，歯科医師又は看護職員に連絡を行う等の必要な措置を速やかに講じる必要がある。
　　また，上記1から3までに掲げる行為によって測定された数値を基に投薬の要否など医学的な判断を行うことは医行為であり，事前に示された数値の範囲外の異常値が測定された場合には医師，歯科医師又は看護職員に報告するべきものである。
注3；上記1から5まで及び注1に掲げる行為は原則として医行為又は医師法第17条，歯科医師法第17条及び保健師助産師看護師法第31条の規制の対象とする必要があるものではないと考えられるものであるが，業として行う場合には実施者に対して一定の研修や訓練が行われることが望ましいことは当然であり，介護サービス等の場で就労する者の研修の必要性を否定するものではない。
　　また，介護サービスの事業者等は，事業遂行上，安全にこれらの行為が行われるよう監督することが求められる。
注4；今回の整理はあくまでも医師法，歯科医師法，保健師助産師看護師法等の解釈に関するものであり，事故が起きた場合の刑法，民法等の法律の規定による刑事上・民事上の責任は別途判断されるべきものである。
注5；上記1から5まで及び注1に掲げる行為について，看護職員による実施計画が立てられている場合は，具体的な手技や方法をその計画に基づいて行うとともに，その結果について報告，相談することにより密接な連携を図るべきである。上記5に掲げる医薬品の使用の介助が福祉施設等において行われる場合には，看護職員によって実施されることが望ましく，また，その配置がある場合には，その指導の下で実施されるべきである。
注6；上記4は，切り傷，擦り傷，やけど等に対する応急手当を行うことを否定するものではない。

もし，今後救急救命士法の活動場所の制限が緩和されれば，救急救命士が人材不足である高齢者施設等で勤務することも可能であるといえます。今後増加している高齢者や在宅看護の救急要請の一つの対策として救急救命士による現場での救急救命処置を行うことを選択可能になると考えます。

　この通知は医師法，歯科医師法，保健師助産師看護師法等の解釈に関して出されたものであり，事故が起きた場合の刑事・民事等の法的責任を免除したものではないため，その責任は別に判断される可能性はあると推測されますが，応急処置を否定するものではないことに注意しましょう。

【関連法】

・救急救命士法
・医師法
・歯科医師法
・保健師助産師看護師法
・医師法第17条，歯科医師法第17条及び保健師助産師看護師法第31条の解釈（通知），平成17年7月26日付け医政発第0726005号

（田中　秀治）

3　心室細動を起こしている傷病者に対して除細動を行わなかった場合の法的問題について

　心室細動を起こしている傷病者に対して除細動を行わなかった場合の法的問題について教えてください。

　救急隊が，除細動を行わなかった場合，①地方公務員法第35条，②国家賠償法第1条，③刑法第218条に抵触する可能性があります。

解説の概要

　救急救命士の過半数が救急隊員として，地方公務員の立場で各都道府県，市町村の消防署，消防本部等に所属している現在[1)2)]，救急救命士資格を有する救急隊員は重度傷病者に対して，救命処置を行う基本的な能力があるため，地方公務員として法を遵守し，適切

Ⅳ　救急救命士が遭遇する事例集　Q&A

な処置を実施しなければならないものとされています。行われなかったとみなされた場合，地方公務員法第35条（職務専念義務）違反となり，処罰される可能性があります。救急隊として傷病者を保護する立場にありながら，心室細動という生命の危機に直面していると認識しながら処置をしなかった，つまり遺棄したと判断された場合は，刑法第218条（保護責任者遺棄罪）に抵触する可能性があります。

さらに，重度傷病者が死に至ったとき等，損害が生じた場合は，地方公務員がその職務を行うことについて故意又は過失により違法に損害を加えたものとして国家賠償法第1条に該当するため，地方公共団体は被害者に損害賠償の責任を負います。

解　説

1）本問の解説は，行うべき救急救命士が救急救命処置を行える環境下にあったにもかかわらず，その処置を実施しなかった場合の，作為義務違反の問題を示すものです。

院外における救急現場では，さまざまな環境下において活動するため，状況によっては実施できないケースがあることも少なくありません。

そのような事例として，実際に2005年に，秋田県で心肺停止状態の傷病者に対し，救急車内で除細動を試みようとしましたが，除細動が作動しなかったケースが問題となりました。また，救急車搬送において，高速道路を走行中に傷病者の容態が急変し心肺停止に陥り，心電図解析のために停車したいが道路交通法上駐停車ができないケースや，停車をすることにより二次災害を引き起こしてしまうおそれがあり，駐停車が不可能なケース等がありました。

このように，除細動を行いたいが実施できない場合において，可能な処置を実施したうえで搬送を開始し，あるいは救命活動を中断した等の判断に妥当性があると判断される場合，違法性はなく，緊急事務管理（民法第698条）の規定の適用により，悪意または重大な過失がないかぎり免責される可能性があると考えられます。

また，社会的相当性を逸脱するような注意義務違反がないかぎり「過失」はなく，業務上過失致死傷罪も成立しないものと考えられます。以上のことを考慮したうえで，関係する法律について解説をします。

2）上記のケースと異なり，作為義務の実施が可能であるにもかかわらず，実施しなかった場合は，次の問題が生じます。

（1）地方公務員法第35条（職務専念義務違反）

消防の任務は，消防組織法第1条において，「消防は，その施設～（一部省略）～傷病者の搬送を適切に行うことを任務とする」と記載されています。また，地方公務員法第35条において，「職員は，法律～（一部省略）～その勤務時間及び職務上の注意力のすべ

64

てをその職責遂行のために用い，当該地方公共団体がなすべき責を有する職務にのみ従事しなければならない」と職務専念義務が謳われています。以上の2点から，救急隊は搬送を適切に行い，かつ職責遂行のために従事しなければなりません。また，救急救命士として職務に従事していた場合，救急救命処置は救急救命士法第2条（定義）において，「救急救命処置とは，重度傷病者が搬送されるまでの間に，症状の著しい悪化を防止し，又は生命の危険を回避するために緊急に必要なもの」とされています。今回のケースにおいて心室細動は，生命が危険な状態であり，迅速に電気的除細動をすることのみが救命につながる[3]ことから，除細動を行わなければ死に至ります。そのため，医師の指示の下で除細動を実施できる環境にあるにもかかわらず，心室細動を起こしている傷病者に対して除細動を行わなかった場合，職務専念義務に違反したとして，懲戒を受ける可能性があります。

（2）刑法第218条（保護責任者遺棄罪）

消防組織法第1条（消防の任務）において，「消防は〜（省略）〜災害等による傷病者の搬送を適切に行うことを任務とする」と記載されています。このことから，心室細動を起こしている傷病者に対して除細動を行わなかった場合は，傷病者の搬送を適切に行わなかったと判断される可能性があります。刑法第218条の条文において，「老年者，幼年者，身体障害者又は病者を保護する責任のある者がこれらの者を遺棄し，又はその生存に必要な保護をしなかったときは，3月以上5年以下の懲役に処する」とされています。つまり，救急隊はここでいう傷病者を保護する責任のある者に該当するものと考えられます。救急隊が除細動を行える環境下にあったにもかかわらず，その行為を行わなかった場合は，傷病者を遺棄したと判断され，法的問題として保護責任者遺棄罪に抵触する可能性があります。

（3）国家賠償法第1条（公権力の行使に基づく損害の賠償責任，求償権）

国家公務員又は地方公務員が，その職務を行うにあたり，故意又は過失により違法に損害を加えた場合は，被害者に対し，損害を賠償しなければなりません。したがって，重度傷病者が死亡する等の結果が生じたときは，その相続人に対し，国又は地方公共団体が損害を賠償しなければなりません。

この場合，公務員個人に対する賠償請求はできないとするのが判例です（最判昭和30年4月19日，判時51号4頁）。

これからの救急活動において法に抵触しないためにも，日ごろから知識や技術の自己研鑽に励み，職務を適正に遂行することが不可欠です。また，活動記録票やAEDデータ等の情報は個人情報に含まれ，厳正に管理しなければならないことを今一度，肝に銘じなければなりません。

Ⅳ　救急救命士が遭遇する事例集　Q＆A

【関連法令】

地方公務員法　第35条（職務に専念する義務）

職員は，法律又は条例に特別の定がある場合を除く外，その勤務時間及び職務上の注意力のすべてをその職責遂行のために用い，当該地方公共団体がなすべき責を有する職務にのみ従事しなければならない。

消防組織法　第1条（消防の任務）

消防は，その施設及び人員を活用して，国民の生命，身体及び財産を火災から保護するとともに，水火災又は地震等の災害を防除し，及びこれらの災害による被害を軽減するほか，災害等による傷病者の搬送を適切に行うことを任務とする。

救急救命士法　第2条（定義）

この法律で「救急救命処置」とは，その症状が著しく悪化するおそれがあり，又はその生命が危険な状態にある傷病者（以下この項及び第44条第2項において「重度傷病者」という。）が病院又は診療所に搬送されるまでの間に，当該重度傷病者に対して行われる気道の確保，心拍の回復その他の処置であって，当該重度傷病者の症状の著しい悪化を防止し，又はその生命の危険を回避するために緊急に必要なものをいう。

2　この法律で「救急救命士」とは，厚生労働大臣の免許を受けて，救急救命士の名称を用いて，医師の指示の下に，救急救命処置を行うことを業とする者をいう。

刑法　第218条（保護責任者遺棄罪）

老年者，幼年者，身体障害者又は病者を保護する責任のある者がこれらの者を遺棄し，又はその生存に必要な保護をしなかったときは，3年以上5年以下の懲役に処する。

刑法　第37条（緊急避難）

1　自己又は他人の生命，身体，自由又は財産に対する現在の危機を避けるため，やむ得ずにした行為は，これによって生じた害が避けようとした害の程度を超えなかった場合に限り，罰しない。ただし，その程度を超えた行為は，情状により，その刑を軽減し，又は免除することができる。

2　前項の規定は，業務上特別の義務がある者には，適用しない。

民法　第698条（緊急事務管理）

管理者は，本人の身体，名誉又は財産に対する急迫の危害を免れさせるために事務管理をしたときは，悪意又は重大な過失があるのでなければ，これによって生じた損害を賠償する責任を負わない。

【参考文献】

1）総務省消防庁：平成24年度版消防白書，第5節救急体制 2.救急業務の実施体制 (3)救急救命士及び救急救命士運用隊の推移, 第2-5-8図.
2）厚生労働省：救急救命士の業務のあり方に関する検討会報告書 別添, 平成25年8月, p4.
3）救急救命士標準テキスト編集委員会：改訂第7版救急救命士標準テキスト上巻, p355, へるす出版, 2007.

(喜熨斗智也)

4 救急救命士の気管挿管や薬剤投与の「認定」の法的効力について

 救急救命士の気管挿管や薬剤投与は,「認定救急救命士」でなければ実施することはできないのですか？

 これらの特定行為は，高度な医療的知見と技術を必要とするため，医政局長通知にあるように，講習，実習を経て「認定」を受け，質的担保を得てから実施する運用とされています。しかし，法的には「救急救命士」であれば，「認定」がなくても気管挿管や薬剤投与の特定行為を実施することができるものと解されます。

解 説

1）救急救命士施行規則の改正により，救急救命士は，気管挿管と薬剤投与の実施が可能となりました。それに伴い，気管挿管に関しては，平成16年3月23日付 厚生労働省医政局長通知（医政発第0323001号）により，実施できるのは「認定」を受けた「認定救急救命士」のみで，「認定」を受けるためには一定の教育を受けなければならないとされています。もっとも，医政局長の通知は，法律の授権による規制ではなく，厚生労働省から都道府県に発信された行政通知なので，法的には，「救急救命士」という国家資格のほかに「認定」という資格を受けなければ気管挿管が実施できないというものではありません。したがって，救急救命士であれば，当該特定行為を行うことも不可能ではありません。薬剤投与も同様に考えられます。

しかし，実務的には，気管挿管と薬剤投与は高度の医療的知見と技術を必要とするため，所定の講習と実習を経て，質的能力を確保して実施することが求められており，医政局長通知は，行政通知であっても行政上の指針を示すという性質上，公務員がこれに違反した場合は，行政処分の対象になる可能性はありますので，留意することが必要です。また，

Ⅳ　救急救命士が遭遇する事例集　Q＆A

気管挿管，薬剤投与を行う際は，救急救命士法第44条第2項により医師の具体的指示によるメディカルコントロールを欠くことはできません。

　2）救急救命士法は，平成3（1991）年に厚生省令をもって公布され，施行されました。その後，施行規則の改正により，平成16（2004）年に気管挿管，平成18（2006）年に薬剤投与について実施が可能となりました。

（1）気管挿管の施行について

　救急救命士の気管内チューブによる気道確保の実施については，平成16年3月23日 厚生労働省告示第121号による「救急救命士法施行規則第21条第3号の規定に基づき厚生労働大臣の指定する器具」（平成4年厚生省告示第18号）の改正により，平成16（2004）年7月1日より実施が可能となりました。これに伴い，「救急救命士の気管内チューブによる気道確保の実施のための講習及び実習要領について」（平成16年3月23日 医政指発第0323049号 厚生労働省医政局指導課長通知）が通知され，認定に至るまでの講習および実習要領が示されました。

（2）薬剤投与の施行について

　薬剤投与の実施については，「救急救命士法施行規則の一部を改正する省令」（平成17年3月10日 厚生労働省令第26号）および「救急救命士法施行規則第21条第3号の規定に基づき厚生労働大臣の指定する薬剤」（平成17年3月10日 厚生労働省告示第65号）等が公布され，平成18（2006）年4月1日より施行されることとなりました。これに伴い，「救急救命士の薬剤投与の実施のための講習及び実習要領について」（平成17年3月10日 医政指発第0310002号 厚生労働省医政局指導課長通知）が通知され，認定に至るまでの講習と実習要領が示されました。

認定までの流れ

定められた内容を含む講習を受講

↓

筆記試験，実技試験に合格

↓

講習修了証明証の発行

↓

病院実習にて気管挿管，薬剤投与を実施

↓

○気管挿管　成功症例 30 症例以上

○薬剤投与　Ａ，Ｂパート各症例 10 症例が目標

（※ただし，指導医が実技，知識に問題ないと判断した場合は目標症例数未満でも可）

↓

実習修了証明証の発行

↓

都道府県 MC 協議会にて認定証の交付

↓

認定

↓

実施の際に医師からの指示

↓

救急救命士による実施内容の確認

　3）ところで「認定」とは，どのような法的意味を持つものなのでしょうか。

　救急救命士法施行規則第21条の改正により，気管挿管と薬剤投与は特定行為と位置づけられることになりましたが，それに伴い，前後して，医政局長通知により，メディカルコントロール協議会があらかじめ定めた講習および実習を経て，認定を受けて質的保証を受けた救急救命士に限り，これらの特定行為を実施すべき旨の要請がなされました（平成16年3月23日 医政発第0323001号等）。

　もっとも，上記医政局長通知は，法律により授権された政令，省令ではなく，厚生労働省が都道府県あてに出した行政通知ですから，法的位置づけとしては，理論上，「救急救命士」のほかに「認定」という二重の資格がなければ特定行為ができないという法的拘束力はなく，救急救命士であれば，気管挿管，薬剤投与のいずれも可能であるという解釈になると思われます。

　つまり「認定」は，高度な医療的知見と技術を必要とする上記特定行為について質的水準を保つため，行政庁が救急救命士に対し設けた指導基準であり，直ちに法的規制としての効力を持つものではないと解されます。

　これらのことから，仮に「認定」を受けていない救急救命士が気管挿管や薬剤投与を実施した場合でも，医師の具体的指示の下に行っていれば（救急救命士法第44条第2項），法第44条第2項の規定に抵触したことにはならないので，罰則規定の適用はないと解されます。しかし，講習や実習を経て医療の質的水準を確保することなく，高度な医療的知見と技術を必要とする気管挿管や薬剤投与を行うことは危険であるため，「認定」を受けたうえで実施することが望まれます。

Ⅳ 救急救命士が遭遇する事例集　Q&A

【関連法令】

> **救急救命士法　第44条（特定行為等の制限）**
> 　救急救命士は，医師の具体的な指示を受けなければ，厚生労働省令で定める救急救命処置を行ってはならない。
> 　2　救急救命士は，救急用自動車その他の重度傷病者を搬送するためのものであって厚生労働省令で定めるもの（以下この項及び第53条第2号において「救急用自動車等」という。）以外の場所においてその業務を行ってはならない。ただし，病院又は診療所への搬送のため重度傷病者を救急用自動車等に乗せるまでの間において救急救命処置を行うことが必要と認められる場合は，この限りでない。

> **救急救命士法　第53条（罰則）**
> 　次の各号のいずれかに該当する者は，6月以下の懲役若しくは30万円以下の罰金に処し，又はこれを併科する。
> 　1　第44条第1項の規定に違反して，同項の規定に基づく厚生労働省令の規定で定める救急救命処置を行った者
> 　2　第44条第2項の規定に違反して，救急用自動車等以外の場所で業務を行った者

（喜熨斗智也）

5　救急救命士が救急用自動車に乗らない状況で業務を行うことは可能か

Q. 救急救命士が救急用自動車以外の車両で業務を行うことは可能ですか？

A. 業務は可能と考えられます。ただし，ドクターカーや，ドクターヘリ，防災ヘリ等で，医師の指示を受けるために必要な通信設備と救急救命処置を適正に行うための構造設備を有していることが前提です。

解説

　救急救命士は救急救命士法において，「厚生労働大臣の免許を受けて，救急救命士の名称を用いて，医師の指示の下に，救急救命処置を行うことを業とする者をいう」（救急救命士法第2条第2項）とされています。また，「『救急救命処置』とは，その症状が著しく

悪化するおそれがあり，又はその生命が危険な状態にある傷病者（重度傷病者）が病院又は診療所に搬送されるまでの間に，当該重度傷病者に対して行われる気道の確保，心拍の回復その他の処置であって，当該重度傷病者の症状の著しい悪化を防止し，又はその生命の危険を回避するために緊急に必要なものをいう」（救急救命士法第2条第1項）とされています。

さらに，「救急救命士は，医師の具体的な指示を受けなければ，厚生労働省令で定める救急救命処置を行ってはならない」（救急救命士法第44条第1項），「救急救命士は救急用自動車その他の重度傷病者を搬送するためのものであって厚生労働省令で定めるもの（救急用自動車等）以外の場所においてその業務を行ってはならない。ただし，病院又は診療所への搬送のため重度傷病者を救急用自動車等に乗せるまでの間において救急救命処置を行うことが必要と認められる場合は，この限りでない」（救急救命士法第44条第2項）と規定されています。

このことから，救急救命士は医師の指示の下に救急用自動車内または救急用自動車等に乗せるまでの間に救急救命処置を行うことを業とするものと解釈されます。

そのため，マスギャザリング体制や，多数集客施設等で救護業務を行い，重度傷病者が発生した際に救急用自動車を要請し，救急用自動車が到着するまでの間に医師の具体的な指示，または包括的指示の下に救急救命処置を行うことを業務とすること（いわゆる「待機型」での救急救命処置）は可能と解釈することができます。

なお，救急救命士法第44条の厚生労働省令で定める救急用自動車とは，救急救命士法施行規則第22条で「救急救命士法第44条第2項の厚生労働省令で定めるものは，重度傷病者の搬送のために使用する救急用自動車，船舶及び航空機であって，救急救命士法第2条第1項の医師の指示を受けるために必要な通信設備その他の救急救命処置を適正に行うために必要な構造設備を有するものとする」とされており，さらに道路交通法施行令第13条第1項第2号で緊急自動車の種類として「国，都道府県，市町村，成田国際空港株式会社，新関西国際空港株式会社又は医療機関が傷病者の緊急搬送のために使用する救急用自動車のうち，傷病者の緊急搬送のために必要な特別の構造又は装置を有するもの」とされていることから，消防機関の救急用自動車だけに限定されておらず，通信設備や救急救命処置を適正に行うための緩衝装置などの構造設備を有し，緊急搬送のために使用するもので，当然，医療機関などのドクターカーも含まれます。

Ⅳ　救急救命士が遭遇する事例集　Q&A

【参考法令】

救急救命士法（平成3年4月23日 法律第36号，最終改正平成26年6月13日 法律第69号）

・第2条第1項：この法律で「救急救命処置」とは，その症状が著しく悪化するおそれがあり，又はその生命が危険な状態にある傷病者（以下この項及び第44条第2項において「重度傷病者」という。）が病院又は診療所に搬送されるまでの間に，当該重度傷病者に対して行われる気道の確保，心拍の回復その他の処置であって，当該重度傷病者の症状の著しい悪化を防止し，又はその生命の危険を回避するために緊急に必要なものをいう。

・第2条第2項：この法律で「救急救命士」とは，厚生労働大臣の免許を受けて，救急救命士の名称を用いて，医師の指示の下に，救急救命処置を行うことを業とする者をいう。

・第44条第1項：救急救命士は，医師の具体的な指示を受けなければ，厚生労働省令で定める救急救命処置を行ってはならない。

・第44条第2項：救急救命士は，救急用自動車その他の重度傷病者を搬送するためのものであって厚生労働省令で定めるもの（以下この項及び第53条第2号において「救急用自動車等」という。）以外の場所においてその業務を行ってはならない。ただし，病院又は診療所への搬送のため重度傷病者を救急用自動車等に乗せるまでの間において救急救命処置を行うことが必要と認められる場合は，この限りでない。

・第53条：次の各号のいずれかに該当する者は，6月以下の懲役若しくは30万円以下の罰金に処し，又はこれを併科する。

　第1号：第44条第1項の規定に違反して，同項の規定に基づく厚生労働省令の規定で定める救急救命処置を行った者

　第2号：第44条第2項の規定に違反して，救急用自動車等以外の場所で業務を行った者

救急救命士法施行規則（平成3年8月14日 厚生省令第44号，最終改正平成29年3月23日 厚生労働省令第22号）

第22条：法第44条第2項の厚生労働省令で定めるものは，重度傷病者の搬送のために使用する救急用自動車，船舶及び航空機であって，法第2条第1項の医師の指示を受けるために必要な通信設備その他の救急救命処置を適正に行うために必要な構造設備を有するものとする。

道路交通法施行令

第13条　法第39条第1項の政令で定める自動車は，次に掲げる自動車で，その自動車を使用する者の申請に基づき公安委員会が指定したもの（第1号又は第1号の2に掲げる自動車についてはその自動車を使用する者が公安委員会に届け出たもの）とする。

　1の2　国，都道府県，市町村，成田国際空港株式会社，新関西国際空港株式会社又は医療機関が傷病者の緊急搬送のために使用する救急用自動車のうち，傷病者の緊急搬送のために必要な特別の構造又は装置を有するもの

（白川　透）

6 救急救命士が業務外で特定行為・救急救命処置を行った場合の法的問題について

 救急救命士が業務外で特定行為・救急救命処置を行った場合，違法ですか？

 前提条件が整えば実施できる可能性があります。

解説

　救急救命士法第2条第2項で「『救急救命士』とは，厚生労働大臣の免許を受けて，救急救命士の名称を用いて，医師の指示の下に，救急救命処置を行うことを業とする者をいう」と規定されています。救急救命士の「業」は医師の指示下に「救急救命処置」を行うものと定義されています。「消防業務内で」とか「救急搬送以外で」救急救命処置を行うことができないとは規定されていません。

　救急救命士が，「業」として救急救命処置を行う場合に法的に遵守すべきものは，①その症状が著しく悪化するおそれがあり，またはその生命が危険な状態にある傷病者であること，②医師の指示の下であること，③救急用自動車内，または救急用自動車等に乗せるまでの間であることの3点です。

　よって，消防業務外で重度傷病者に遭遇し，そのときに救急救命処置が行える資器材を所持しており，また医師の指示が得られる状況下で，119番等で救急用自動車を要請し救急車内に収容し病院へ搬送することが前提の状況であれば，救急救命処置を実施することは可能と解釈されます。

　ただし，多くのメディカルコントロールにかかわる医師は，普段自分の地域でしかオンライン・メディカルコントロールの指示をすることがないため，顔のみえる関係のない救急救命士に指示を出すことができるかどうか，さらにはこのような理解を得られるか否かは保証できません。なお，救急救命処置を実施した場合は，救急救命士法第46条に規定される救急救命処置録に記載し5年以上保存することが義務づけられています。

Ⅳ　救急救命士が遭遇する事例集　Q&A

【参考法令】

救急救命士法（平成3年4月23日 法律第36号，最終改正平成26年6月13日 法律第69号）

・第2条第1項：この法律で「救急救命処置」とは，その症状が著しく悪化するおそれがあり，又はその生命が危険な状態にある傷病者（以下この項及び第44条第2項において「重度傷病者」という。）が病院又は診療所に搬送されるまでの間に，当該重度傷病者に対して行われる気道の確保，心拍の回復その他の処置であって，当該重度傷病者の症状の著しい悪化を防止し，又はその生命の危険を回避するために緊急に必要なものをいう。

・第2条第2項：この法律で「救急救命士」とは，厚生労働大臣の免許を受けて，救急救命士の名称を用いて，医師の指示の下に，救急救命処置を行うことを業とする者をいう。

・第44条第1項：救急救命士は，医師の具体的な指示を受けなければ，厚生労働省令で定める救急救命処置を行ってはならない。

・第44条第2項：救急救命士は，救急用自動車その他の重度傷病者を搬送するためのものであって厚生労働省令で定めるもの（以下この項及び第53条第2号において「救急用自動車等」という。）以外の場所においてその業務を行ってはならない。ただし，病院又は診療所への搬送のため重度傷病者を救急用自動車等に乗せるまでの間において救急救命処置を行うことが必要と認められる場合は，この限りでない。

・第46条第1項：救急救命士は，救急救命処置を行ったときは，遅滞なく厚生労働省令で定める事項を救急救命処置録に記載しなければならない。

・第46条第2項：前項の救急救命処置録であって，厚生労働省令で定める機関に勤務する救急救命士のした救急救命処置に関するものはその機関につき厚生労働大臣が指定する者において，その他の救急救命処置に関するものはその救急救命士において，その記載の日から5年間，これを保存しなければならない。

救急救命士法施行規則（平成3年8月14日 厚生省令第44号，最終改正平成29年3月23日 厚生労働省令第22号）

・第21条：法第44条第1項の厚生労働省令で定める救急救命処置は，重度傷病者（その症状が著しく悪化するおそれがあり，又はその生命が危険な状態にある傷病者をいう。次条において同じ。）のうち，心肺機能停止状態の患者に対するものにあっては第1号（静脈路確保のためのものに限る。）から第3号までに掲げるものとし，心肺機能停止状態でない患者に対するものにあっては第1号及び第3号に掲げるものとする。
第1号：厚生労働大臣の指定する薬剤を用いた輸液
第2号：厚生労働大臣の指定する器具による気道確保
第3号：厚生労働大臣の指定する薬剤の投与

・第22条：法第44条第2項の厚生労働省令で定めるものは，重度傷病者の搬送のために使用する救急用自動車，船舶及び航空機であって，法第2条第1項の医師の指示を受けるために必要な通信設備その他の救急救命処置を適正に行うために必要な構造設備を有するものとする。

・第23条：法第46条第1項の厚生労働省令で定める救急救命処置録の記載事項は，次のとおりとする。
第1号：救急救命処置を受けた者の住所，氏名，性別及び年齢
第2号：救急救命処置を行った者の氏名
第3号：救急救命処置を行った年月日
第4号：救急救命処置を受けた者の状況
第5号：救急救命処置の内容
第6号：指示を受けた医師の氏名及びその指示内容

・第24条：法第46条第2項の厚生労働省令で定める機関は，病院，診療所及び消防機関とする。

救急救命士の心肺機能停止前の重度傷病者に対する静脈路確保及び輸液，血糖測定並びに低血糖発作症例へのブドウ糖溶液の投与の実施に係る取扱いについて（平成 26 年 1 月 31 日 医政指発 0131 第 1 号 厚生労働省医政局指導課長）

救急救命処置の範囲
(1) 自動体外式除細動器による除細動
　　・処置の対象となる患者が心臓機能停止の状態であること。
(2) 乳酸リンゲル液を用いた静脈路確保のための輸液
(3) 食道閉鎖式エアウェイ，ラリンゲアルマスク又は気管内チューブによる気道確保
　　・気管内チューブによる気道確保については，その処置の対象となる患者が心臓機能停止の状態及び呼吸機能停止の状態であること。
(4) エピネフリンの投与（⑽の場合を除く。）
　　・エピネフリンの投与（⑽の場合を除く。）については，その処置の対象となる患者が心臓機能停止の状態であること。
(5) 乳酸リンゲル液を用いた静脈路確保及び輸液
(6) ブドウ糖溶液の投与
　　・ブドウ糖溶液の投与については，その処置の対象となる患者が血糖測定により低血糖状態であると確認された状態であること。
(7) 精神科領域の処置
　　・精神障害者で身体的疾患を伴う者及び身体的疾患に伴い精神的不穏状態に陥っている者に対しては，必要な救急救命処置を実施するとともに，適切な対応をする必要がある。
(8) 小児科領域の処置
　　・基本的には成人に準ずる。
　　・新生児については，専門医の同乗を原則とする。
(9) 産婦人科領域の処置
　　・墜落産時の処置……臍帯処置（臍帯結紮・切断）
　　　　　　　　　　　　胎盤処理
　　　　　　　　　　　　新生児の蘇生（口腔内吸引，酸素投与，保温）
　　・子宮復古不全（弛緩出血時）……子宮輪状マッサージ
⑽ 自己注射が可能なエピネフリン製剤によるエピネフリンの投与
　　・処置の対象となる重度傷病者があらかじめ自己注射が可能なエピネフリン製剤を交付されていること
⑾ 血糖測定器（自己検査用グルコース測定器）を用いた血糖測定
⑿ 聴診器の使用による心音・呼吸音の聴取
⒀ 血圧計の使用による血圧の測定
⒁ 心電計の使用による心拍動の観察及び心電図伝送
⒂ 鉗子・吸引器による咽頭・声門上部の異物の除去
⒃ 経鼻エアウェイによる気道確保
⒄ パルスオキシメーターによる血中酸素飽和度の測定
⒅ ショックパンツの使用による血圧の保持及び下肢の固定
⒆ 自動式心マッサージ器の使用による体外式胸骨圧迫心マッサージ
⒇ 特定在宅療法継続中の傷病者の処置の維持
㉑ 口腔内の吸引
㉒ 経口エアウェイによる気道確保
㉓ バッグマスクによる人工呼吸
㉔ 酸素吸入器による酸素投与
㉕ 気管内チューブを通じた気管吸引
㉖ 用手法による気道確保
㉗ 胸骨圧迫
㉘ 呼気吹込み法による人工呼吸
㉙ 圧迫止血
㉚ 骨折の固定
㉛ ハイムリック法及び背部叩打法による異物の除去
㉜ 体温・脈拍・呼吸数・意識状態・顔色の観察
㉝ 必要な体位の維持，安静の維持，保温

（白川　　透）

Ⅳ 救急救命士が遭遇する事例集　Q&A

7　救急救命士の病院での活動と実習について

 病院に所属する救急救命士がドクターカーで救急現場へ出動した場合に，特定行為を実施することは可能ですか？

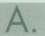 ドクターカーで出場した際に特定行為の実施は可能と考えられます。

解　説

（1）救急救命士がドクターカーで出場した場合に実施可能な特定行為とその理由

　救急救命士法第44条第1項には，「救急救命士は，医師の具体的な指示を受けなければ，厚生労働省令で定める救急救命処置を行ってはならない」とされ，また同第2項には「救急救命士は，救急用自動車その他の重度傷病者を搬送するためのものであって厚生労働省令で定めるもの（以下この項及び第53条第2号において「救急用自動車等」という。）以外の場所においてその業務を行ってはならない。ただし，病院又は診療所への搬送のため重度傷病者を救急用自動車等に乗せるまでの間において救急救命処置を行うことが必要と認められる場合は，この限りでない」と規定されています。

　これらのことから，病院に所属する救急救命士が「救急用自動車等」であるドクターカーに医師と共に乗車して出場し，医師の具体的指示を受け，救急現場または救急用自動車内で特定行為を実施することは可能と考えられます。

（2）救急救命士がドクター同乗で特定行為を行った際の必要事項

　法第46条で「救急救命士は，救急救命処置を行ったときは，遅滞なく厚生労働省令で定める事項を救急救命処置録に記載しなければならない」とされ，「前項の救急救命処置録であって，厚生労働省令で定める機関に勤務する救急救命士のした救急救命処置に関するものはその機関につき厚生労働大臣が指定する者において，その他の救急救命処置に関するものはその救急救命士において，その記載の日から5年間，これを保存しなければならない」と規定されています。これを受けて，法施行規則第23条では「法第46条第1項の厚生労働省令で定める救急救命処置録の記載事項は，次のとおりとする」として，「1．救急救命処置を受けた者の住所，氏名，性別及び年齢，2．救急救命処置を行った者の氏名，3．救急救命処置を行った年月日，4．救急救命処置を受けた者の状況，5．救急救命処置の内容，6．指示を受けた医師の氏名及びその指示内容」が規定されています。

　したがって，病院所属の救急救命士がドクターカー等で現場に出場して特定行為を行った場合には，救急救命処置録に，上記6つの事項を記載し，病院または診療所で5年間保管しなければならないことになります。

（鈴木　健介）

8 救急救命士の病院での活動と実習について

病院に所属する救急救命士は，病院内でどこまで診療の補助をすることが可能ですか？

救急救命士は，病院内において診療の補助をすることはできません。しかし，診療補助の周辺事項および再教育における病院実習としてであれば救急救命処置を行うことが可能です。具体的には，診療の補助の内容は，病院内の安全管理から応急手当や医療従事者の補助，特定行為の実施，医療従事者の教育など幅広く可能です。

解説

　病院に所属する救急救命士は，前述したように「業」として行う場合には，メディカルコントロール下にて病院が所持している救急車内，またはその搬送途上において特定行為を実施することは可能です。しかし，救急外来等における救急救命処置の実施は現行法では認められていません。一方，病院実習として行う場合には，後に示す病院実習のガイドラインに準じて実施することが可能で，そのためには救急救命士が所属する保険医療機関において，メディカルコントロールを立ち上げることが必要です。メディカルコントロールの業務としては，①プロトコールの策定，②医師の指示，指導・助言体制，③事後検証の実施，④再教育体制の整備等があります。

　ここでいう再教育体制の整備の中には，病院実習の実施が含まれています。平成20年3月総務省消防庁「平成19年度救急業務高度化推進検討会報告書」内にある「救急救命士の再教育に係る病院実習の手引き」は，救急救命士の資格を有し，日常的に救急救命士としての業務を行っている救急救命士を対象とした病院実習の手引きです。保険医療機関に所属し，日常的に救急救命士としての業務を行っている場合，この再教育においても手引きの対象になると考えてよいでしょう。この手引きでは，①練習のための実習ではなく，一連の医療機関による医療提供の一環として実施されること，②実習で行う内容はすべて病院の倫理委員会等で承認を得ること，③患者の同意を得ることが記載されています。具体的に患者の同意が必要な項目は「資料2　病院実習の細目」に以下のように記載されています。

A．院内掲示で可能（包括的IC）
1．安全・清潔管理
・患者の移動

・清潔管理
2．基礎行為
　・血圧測定
　・血糖測定
　・聴診器の使用
　・輸液ルート作成
　・補助・調節呼吸
　・CPR
　・エアウエイの挿入
　・喉頭鏡の使用
　・口腔内吸引
　・チューブを介した気管吸引
3．特定行為の介助及び実施
　・静脈路確保
　・救急室における低血糖患者に対するブドウ糖溶液投与
　・救急室におけるCPA患者に対するアドレナリン投与
　・救急室におけるCPA患者に対する器具を用いた気道確保（挿管含む）
　・AEDの使用
4．生命の危機的状況への対応能力
　・循環虚血に対する体位管理，静脈路確保，酸素投与
　・呼吸不全に対する酸素投与，呼吸仕事量の軽減，体位管理
5．病院選定のための判断能力
　・急性冠症候群の心不全に対する補助呼吸，体位管理
　・脳卒中の脳圧亢進症状に対する体位管理，過換気
　・致死的喘息に対する補助呼吸，体位管理，スクィージング
　・アナフィラキシーの浮腫に対する補助呼吸
　・アナフィラキシーの循環虚脱に対する体位管理
　・低体温に対する保温

B．書面によるICが必要

3．特定行為の介助及び実施
　・手術室におけるICを得た患者に対する器具を用いた気道確保
5．病院選定のための判断能力
　・産婦人科救急の分娩に対する見学・介助

　以上A，Bの項目に掲げられている業務は病院での研修ならびに再教育の一環として実施可能です。

（鈴木　健介）

9 救急救命士の病院での活動と実習について

 救急救命士有資格者および救急救命士養成課程者の病院実習では，意識のある傷病者に静脈路確保を行う際に，本人または家族の同意が必要ですか？

 原則として同意は必要ですが，状況により同意を得る方法が異なることが考えられます。

解説

1）救急救命士法第34条により，救急救命士国家試験の受験資格が以下5種類定義されています。

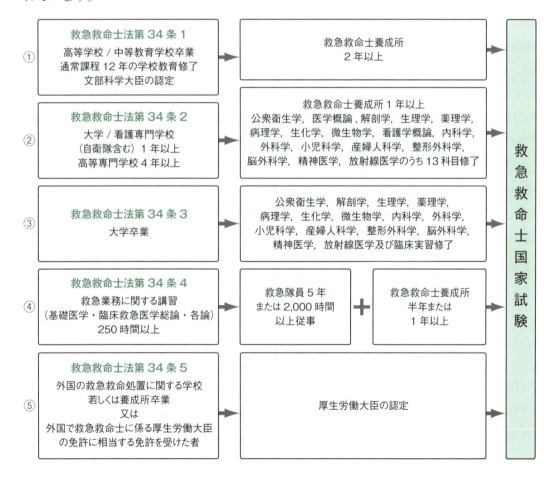

Ⅳ　救急救命士が遭遇する事例集　Q&A

　2）「救急救命士法施行規則（平成3年8月14日 厚生省令第44号）最終改正：平成29年3月23日 厚生労働省令第22号」の第13条から16条，「救急救命士学校養成所指定規則（平成3年8月14日 文部省・厚生省令第2号）の第4条により，学校及び養成所の指定基準が示され，教育内容（専門分野）の中に臨地実習（シミュレーション，臨床実習及び救急用自動車同乗実習を含む。）があり，課程ごとに必要単位が明示されています。

　3）「救急救命士養成所の指導要領について（平成3年8月15日 健政発第497号 厚生省健康政策局長通知）」の「4. 授業に関する事項」の中で，「臨地実習にはシミュレーション，臨床実習及び救急用自動車同乗実習を含むこと」と明記されており，ここでいう臨床実習が病院実習を指していると考えます。また，臨地実習は1単位45時間と計算するように明記されていますが，「別表1　教育内容と教育目標」の中で①は7単位，②③は23単位と記載されています。

　以上のことから，救急救命士養成課程の病院実習は，①が80時間以上，それ以外は160時間以上の病院実習を行うこと，静脈路確保は指導者が介助する場合に実施が許容され，3回を目標に実習を行うことが示されています。

　4）また，救急救命士の病院内実習検討委員会の報告書の中に，「養成課程中の病院実習」の目的が明示され，「消防職員に対する養成所にあっては80時間（例えば，16時間×5日又は8時間×10日）以上が妥当と思われる」と明記されました。また，患者の同意に関しては，「救急救命士の病院実習については，何らかの形で患者側の同意を求めねばなりません。病院の職員でない者が実習しているということと，資格のない人が処置等を行うという2つの点に関する同意が必要です。すなわち個々の患者から同意を得るのは難しい場合に，一般的掲示，すなわちこの病院で救急救命士が実習している旨の掲示をしてインフォームドコンセントを得る必要があります。さらに本実習を行うことについて実習の目的と方法を明確にした上で，病院の倫理委員会等で承認を得ておかなければなりません」と明記されました。

　また，救急救命士病院実習ガイドラインが策定され，平成10年5月25日に，

　①「臨床実習施設の選定について」の一部改正について　各救急救命士養成所長殿　厚生省健康政策局指導課長（指第25号）

　②「救急救命士養成所の臨床実習施設における実習要領及び救急救命士に指示を与える医師の確保について」の一部改正について　各都道府県衛生主管部（局）長殿　厚生省健康政策局指導課長（指第26号）

と「臨床実習施設における実習要領」を改訂した旨を通知し，各救急救命士養成所および各臨床実習施設における臨床実習教育の参考とするよう指導することとしています。

救急救命士養成課程の病院実習において，患者の同意に関して初めて言及したのが，「病院実習ガイドライン」であり，①「病院で救急救命士が実習している旨の掲示をしてインフォームドコンセントを得る必要がある」，②「病院の倫理委員会等で承認を得ておかなければならない」ということが明記され，それを参考にするように各救急救命士養成所長・各都道府県衛生主管部（局）長宛に通知が出されました。

　5）平成15年12月26日「救急救命士の業務のあり方等に関する検討会」の報告書を踏まえ，平成17年3月10日 厚生労働省令第26号「救急救命士法施行規則の一部を改正する省令」及び「救急救命士法施行規則第21条第3号の規定に基づき厚生労働大臣の指定する薬剤」（平成17年3月10日 厚生労働省告示第65号）等が交付され，救急救命士の薬剤投与（エピネフリン）の実施に関する法律改正が行われました。そして，「救急救命士の薬剤（エピネフリン）投与の実施について」（平成17年3月10日付け医政発第0310001号 厚生労働省医政局長通知）が各都道府県知事あてに，「救急救命士の薬剤（エピネフリン）投与の実施に係る取扱いについて」（平成17年3月10日付け医政発第0310001号 厚生労働省医政局指導課長通知），「救急救命士の薬剤投与の実施のための講習及び実習要領について」（平成17年3月10日付け医政発第0310002号 厚生労働省医政局指導課長通知）が各都道府県衛生主管部（局）あてに通知されました。

　「救急救命士の薬剤（エピネフリン）投与の実施について」の中で，「救急救命士養成所の指導要領について」（平成3年8月15日 健政発第497号 厚生省健康政策局長通知）の改正が行われ，教育内容と教育目標にある臨地実習は①が9単位，②③は25単位に増えています。

　「救急救命士の薬剤（エピネフリン）投与の実施に係る取扱いについて」の中で，「救急救命士養成所の臨床実習施設における実習要領及び救急救命士に指示を与える医師の確保について」が改められ，末梢静脈路確保は「指導者が介助する場合，実施が許容されるもの」から「指導者の指導・監視のもとに実施が許容されるもの」となり，標準目標数は10例となりました。

　「救急救命士の薬剤投与の実施のための講習及び実習要領について」の中で，実習の取扱いについては，平成16年度厚生労働科学研究「救急救命士による特定行為の再検討に関する研究」報告書にある「病院内での薬剤投与実習ガイドライン」を併せて参考にされたいと明記してあります。そこには，インフォームドコンセントのとり方として，次のようなことが記載されています。

・心臓機能停止患者以外に対しては，実習指導医がその患者や家族に対して説明し，インフォームドコンセントを得る。その際，原則として実習生が同伴するものとするが，状況に応じては同席しないこともできる。

IV　救急救命士が遭遇する事例集　Q&A

・心臓機能停止患者に対してインフォームドコンセントを得ることは困難であると考えられるが，インフォームドコンセント取得の概念やその重要性については，十分配慮するよう努めること。
・実習指導医はインフォームドコンセントに関する内容を診療録又は承諾書に記載する。
・予め実習指導医・実習生・立会人の署名欄を設けた「救急救命士による病院内での薬剤投与実習に関する説明と承諾書」等のインフォームドコンセントに関する書類に記載してもよい。
・実習受け入れ施設は，救急救命士の病院実習協力病院である旨，ポスターで院内に掲示する等により周知に努めること。

　6）救急救命士養成課程の場合，意識があれば基本的には同意を得ることが必要です。また，同意は本人からの同意でなければなりません。しかし，心臓機能停止患者以外であっても意識状態が悪い等インフォームドコンセントを得ることは困難であると考えられる場合，実習生が患者に静脈路確保を行ってよいかの医師の判断が必要となります。次に，できるかぎりインフォームドコンセントを得る努力をすべきです。本来は承諾書として書面に残すべきですが，状況により口頭での説明のみの場合もあります。同意をとるとらないにかかわらず，神経学的な損傷などが生じた場合は裁判になる可能性が生じます。同意とともに静脈路確保が安全に行えるよう資器材や手技の確認等，病院内でのプロトコールが必要となります。

　7）一方，救急救命士再教育の場合，平成20年3月総務省消防庁「平成19年度救急業務高度化推進検討会報告書」内にある「救急救命士の再教育に係る病院実習の手引き」の「資料2　病院実習の細目」に，同意のとり方は院内掲示で可能と記載されています。その内容は平成20年12月26日付けで，各都道府県衛生主管部（局）長宛に，厚生労働省医政局指導課長および消防庁救急企画室長から通知されているため，院内掲示のみで同意は可能です。

（鈴木　健介）

10 救急救命士の病院での活動と実習について

消防組織や海上保安庁等に所属していない救急救命士でも，再教育として病院実習ができますか？

消防組織や海上保安庁等に所属していない救急救命士は，再教育として病院実習ができます。

解説

1）救急救命士法第45条は「救急救命士は，その業務を行うに当たっては，医師その他の医療関係者との緊密な連携を図り，適正な医療の確保に努めなければならない」と規定しています。この「適正な医療の確保」のためにメディカルコントロールがあり，その一環として救急救命士資格所得者には2年ごとに行われる再教育の病院実習があります。平成13年の救急業務高度化推進委員会報告書では，「2年間で128時間以上の病院実習が望ましい」とされていましたが，平成20年12月26日に消防庁救急企画室長から各都道府県消防防災主管部（局）長宛に出された「救急救命士の資格を有する救急隊員の再教育について」では，「メディカルコントロール体制の中で日常的な教育を受けている場合，2年間で最低限48時間の病院実習を行う」よう示されています。

2）また，この内容は，同日厚生労働省医政局指導課長から各都道府県衛生主管部（局）長宛に「病院前救護体制の一層の充実について」という通知が出されています。したがって，消防組織や海上保安庁などに所属していない救急救命士は，「メディカルコントロール体制の中で日常的な教育を受けていない場合，2年間で128時間以上の病院実習が望ましい」と解釈できます。

なお，「救急救命士の再教育に係る病院実習の手引」の対象は，救急救命士の資格を有し，日常的に救急救命士としての業務を行っている救急救命士です。そのため，救急救命士の資格を有し，日常的に救急救命士としての業務を行っていない救急救命士に対する病院実習のガイドラインは存在していないのが現状です。

3）病院実習を行うには病院との契約が必要となります。しかし，個人が病院と契約し病院実習を行うより，教育機関に所属し教育機関内におけるメディカルコントロールの中で再教育として病院実習を行うほうが望ましいと考えます。

（鈴木　健介）

Ⅳ　救急救命士が遭遇する事例集　Q&A

11　日本版善きサマリア人法の必要性について

1）善きサマリア人法とは

　「善きサマリア人法」は，米国やカナダにて制定されている緊急時の処置を行った市民に対して処置の過失を求めないというボランティアに対する保護法であり，その名称は聖書のルカ書においてイエスキリストが示したとされた，たとえ話からきています。この法律は，キリスト教における非常に重要な律法である「自分を愛するようにあなたの隣り人を愛せよ」という内容を現代法に当てはめたものです。

　このたとえ話は，強盗に襲われ「半殺し」にされた人（おそらくユダヤ人）を当時の有力者や有識者が素通りする中，まさにユダヤ人からも差別されていたサマリア人が手当を施し，宿に運び，必要な費用の支払いもしたという話であり，イエスキリストは隣り人とはその「ある人」に慈悲深い行いをした人だと教え，身分や階級ではなくまさに「隣に居るすべての人を愛し手を差し伸べること」が重要だと教えています。

　米国においてこの「善きサマリア人法」は，州ごとに規定されており，それぞれ免責範囲や対象に微妙な違いはあるものの，コンセプトは一致しており，「緊急時にボランティアが行った処置に対する免責」をすることによって「すべての人が善きサマリア人のように互いに助け合う社会の構築」を目的としています。

　この法律により，バイスタンダーが緊急時に善意で行った処置に関しては，仮にその処置に誤りがあった場合や悪影響を与えてしまった場合でも，そのバイスタンダーの身分や資格に関係なく，社会として一個人にその責任を負わせないと保証しています。このことにより，すべての人がより積極的に人々に手を差し伸べやすい環境を作り，社会全体がよりよいものになるとの社会的合意があります。「善きサマリア人法」は，災害時などの非常事態だけではなく，応急手当も含んだ「人の命を助けようとする行為」すべてに当てはまります。

2）日本における保護法の現状

　日本においては，応急手当をしたバイスタンダーに対する直接的な保護法は存在しません。しかし，刑法第35条（正当行為）や第37条（緊急避難）には同様の内容が含まれていると解され，解釈によってその違法性は阻却されます。また，民法第698条（緊急事務管理）によって一般市民が善意で行った処置や応急手当については重過失がなければ容認されるという解釈論が一般的であり，それらの説によれば重過失を侵さないかぎりはその責任が問われることはありません。ここでいう過失は「注意義務違反」のことを指し，注意義務違反とは「注意すれば結果を認識することができ，結果を回避し得たにもかかわら

ず，不注意により認識を欠き，結果を回避しなかったこと」に該当するものをいいます。

　2011年9月にさいたま市内の小学校で起きた死亡事故に対する訴訟も心停止に気づけなかった学校教員の「注意義務違反」について問われています。学校教員というとくに生徒を守る立場にある人間についての事例で，学校教員の注意義務は突然道ばたで心停止に出くわしたバイスタンダーよりも高い水準が求められるということです。実際にはこれらの仕事に就く者は「ファーストレスポンダー」などの資格を創設し，重要な場所に存在する職業（警察官，消防官，自衛官，ガードマン，ライフセーバー，学校教員，幼稚園や保育園などの職員）は必ずファーストレスポンダーの資格を有する必要があるとしなければ，同様の悲劇はいつまでもなくならないことでしょう。

　これらの環境が整うと医療従事者の役割はさらに大きく，かつ重くなります。

　一般市民の有する「注意義務」からはるかに高い水準が求められるため，上記の解釈論を当てはめるのは厳しいといえます。実際的には，判例は存在していませんが，一般的な見解としては通常の病院内医療水準に近いレベルでの処置が求められることになります。刑法第37条第2項には「前項の規定は，業務上特別の義務がある者には，適用しない」と明記されているため，医師・看護師・救急救命士等の医療従事者が，仮に勤務時間外にバイスタンダーとして何も医療器具を持っていない状態で応急手当をしたとしても，そのことを理由に過誤が許されない可能性があります。

　もっとも，刑法第35条に「正当行為」の規定があり，応急手当についてはその社会的相当性が認められており，実際に訴訟が起きたとしても適切な応急手当をしたのであれば，その違法性は結果的には問われないと考えられます。

3）保護法の必要性

　以前からわが国の救急・救命に対する社会的背景が問題視されています。とくに医師の間で問題となっているのは飛行機の中でのドクターコールです。

　飛行機内でのドクターコールでは，どの地域の法律を適用するかは航空会社によってまちまちで，実際に航空機内の死亡事故に対応した医師が提訴された事例もあります。

　この問題に関して大塚らは調査を行っており，その中で医師67名中46名（68.7％）がドクターコールに応じない理由に「法的責任」をあげています。この調査に協力した医師は，前述の日本における保護法の現状について理解していましたが，やはり明文化された法律が存在しないことが彼らの不安をあおっていると思われます。

　今日の日本において善きサマリア人法が必要と考えられる理由は，①一般市民に対し免責を明示することによる応急手当や蘇生法の普及，②非医療従事者ではファーストレスポンダーに該当する職業人へのより高いレベルでの処置の期待，③医療従事者に対しての免責です。これは非医療従事者については「緊急事務管理」または「正当行為」として守ら

IV 救急救命士が遭遇する事例集 Q&A

れますが，医療従事者については「注意義務」がより高い水準で求められ，「正当行為」による注意義務の軽減が明文化されていないために，リスクが高いと考えるためです。

しかし，日本の文化的背景を鑑みたとき，米国とは違い日本ではそもそも善意で行ったことの責任を追及するという行為自体があまり一般的ではないので，実際に起きている訴訟問題は主に医療過誤によるものであるために，善きサマリア人法が制定されたとしても，その法律により保護を受けるケースは実際にあまり多くない可能性があるという主張もあります。彼らはこの法律の恩恵を受ける人が少ないのであれば，この法律を制定する優先順位は高くないという主張をしているのです。

ただし，近年日本の文化も欧米化し，訴訟自体も多くなってきていることを鑑みれば，医療従事者にとってはたとえ文化的・社会的に一般的と思われる考え方であっても明文化されているという事実が安心を生み，勤務外でも応急手当を行うことに積極的になるのではないかという主張もあります。

4）日本版善きサマリア人法の免責範囲の作成の考えとその内容

先に述べたとおり，この法律がある米国では州によりこの法律で守られる範囲が異なります。現在，主な考え方にはABCの3通りがあります。

A．非医療従事者の行う応急処置のみ。
B．非医療従事者に加えて，勤務外の医療従事者を含んだ応急手当。
C．医療従事者の勤務中の過誤を含めたすべての医療行為。

この免責範囲を日本の現状に当てはめてみます。

A．非医療従事者の行う応急処置のみ。

善きサマリア人法で非医療従事者による応急手当を保護するということになると，今まではさまざまな法律の「解釈」でバイスタンダーとなった人々を守っていたのに対して，明確に「法」の明文の規定に基づいて確実に保護を行うことができます。

しかし，先に述べたとおり日本においては実際問題として，一般市民に対しての保護は問題視されていないため，これだけでは実用性はあまり高くないと判断されます。むしろ，応急手当を行う人が法的に守られていることを広くアピールして，国民へ応急手当を普及するきっかけとすることが望まれます。

B．非医療従事者に加えて，ファーストレスポンダー資格を新設し，勤務外の医療従事者を含んだ応急手当の普及を図る。

先のドクターコール問題に関する1つの答えとしては，このような形での保護法が必要

になります。この免責範囲には，一般市民だけではなく，医療従事者，警察，消防，海上保安庁，集客施設の救護者，ガードマン，学校の教員などの一定頻度者（ファーストレスポンダー）といわれる職種を含む必要があります。なぜなら，これらの人々には職業時に緊急対応を求められる確率が他の職種より高いからです。偶然出くわした急病人に対しても市民がバイスタンダーとして善意ですることよりもより高い水準の処置が求められます。これを法制化し，より確実な処置を行う人を増やすことができると考えられます。

　また医療従事者としての勤務中には医療水準を保つことが求められるべきであり，それなくして医療従事者の質の向上につながらないことと，現在日本には勤務外の医療従事者に対する保護法がないことに鑑みると，免責範囲は非医療従事者に加え，勤務外の医療従事者を含んだ応急手当が妥当だと思われます。

　このB案の免責範囲が認められた場合，救急救命士が免責される条件を考えるべきです。とくに消防機関や医療機関所属の救急救命士では，この「勤務外」における処置の範囲と法的責任という表現を使えば比較的わかりやすいだろうと思われます。

　しかし，民間救急救命士については議論の余地が残されています。すなわち，民間救急救命士の「勤務外」という状況は，違ういい方をすれば「医療水準が保てなくとも仕方のない状況」とも取れます。つまり，「メディカルコントロールが整備されていない」環境かどうかということが基準になると考えられます。

C．医療従事者の過誤を含めた医療行為全般

　医療過誤までを保護の対象とすると，現在の日本の医療訴訟の多くに影響を与えてしまうかもしれませんが，実際に権利意識の高くなった日本では，このような状況を社会が受け入れられるものではないと思います。

5）まとめ

　日本では以前から「善きサマリア人法」のような救護・救急処置に対する保護法の必要性について議論がされてきました。これにより，より多くの国民が応急手当を実施できるようになり，安心・安全な生活を提供できるようになるべきです。また，この議論の中心的話題になっていたのは，医師の応急手当の参加であり，そのきっかけはドクターコールへの応答率があまりにも低いことでした。大塚らの調査によれば，法的問題に対する不安は「病状」に次いで多かったことからも，「善きサマリア人法」の制定に対する期待が大きいことがわかります。

　もし「善きサマリア人法」が制定されれば，医師同様に多くの救急救命士も不安を持つことなく，いつでも応急手当を行うようになると考えられます。とくに，救急救命士はその名称に「救急救命」を掲げており，バイスタンダーとして出会うであろう病院外での活動を得意としていることから，「善きサマリア人法」のような保護法があることで，より

Ⅳ　救急救命士が遭遇する事例集　Q&A

多くの場面で安心してその手を差し伸べられるようになることが，地域や社会の医療に与える影響は計り知れません。

【参考法令】

刑法　第 37 条（緊急避難）

　自己又は他人の生命，身体，自由又は財産に対する現在の危難を避けるため，やむを得ずにした行為は，これによって生じた害が避けようとした害の程度を超えなかった場合に限り，罰しない。ただし，その程度を超えた行為は，情状により，その刑を減軽し，又は免除することができる。
2　前項の規定は，業務上特別の義務がある者には，適用しない。

民法　698 条（緊急事務管理）

　管理者は，本人の身体，名誉又は財産に対する急迫の危害を免れさせるために事務管理をしたときは，悪意又は重大な過失があるのでなければ，これによって生じた損害を賠償する責任を負わない。

【参考文献】

1）大塚祐司：航空機内での救急医療援助に関する医師の意識調査；よきサマリア人の法は必要か？
　　宇宙航空環境医学　41：57-78，2004.

（原　　貴大）

Ⅴ 救急救命士の未来像

1 救急救命士の誕生の背景

　昭和8（1933）年にわが国で救急隊が誕生し，昭和24（1949）年には消防法が成立，救急業務が法制化されました。その後，昭和32（1957）年には救急隊員が病院前で傷病者に対してカンフル剤を投与することに関する通知が出されました（厚生省医務課長発各都道府県知事宛第480号の1）。しかしその後，救急隊員がカンフル剤を投与することは医師法に違反する可能性があるということが指摘され，その後これらの医療行為はいっさい行われず，救急隊員は応急処置と搬送業務のみを行うようになりました。

　それから月日が経ち，平成3（1991）年4月23日に救急救命士法が制定され，平成3年8月5日に施行となり，救急救命士が日本に誕生し，平成4（1992）年の第1回，第2回の救急救命士国家試験では3,916名が合格しました。こうして病院前において医師以外の者が医療行為を行うことができるようになりました。

　救急救命士とは，「医師の指示の下に，重度傷病者が病院又は診療所に搬送されるまでの間に救急救命処置を行うことを業とする者」（救急救命士法第2条）です。つまり，急病や事故により傷病者が発生した際にいち早く現場に駆けつけ，傷病者を観察し，観察の結果から考えられる病状を的確に判断し，生命の危機回避のための救急救命処置を行い，適切な搬送先医療機関の選定を行い，医師に傷病者を引き継ぐために迅速な搬送を行い，なおかつ搬送途上における著しい症状悪化を回避することが求められています。救急救命士のこのような活動によって，傷病者の救命率の向上と予後の改善が期待されています。

2 救急救命士の現状

　毎年，救急救命士の国家試験を約3,000人が受験し，そのうち約2,500人が合格しています。2018年の段階で救急救命士は59,500人登録されています。そのうち消防機関に所属する救急救命士は34,223人であり，消防職員以外の救急救命士は24,500人となります。その数は年を追うごとに増え，2016年の段階でその割合は36.5％に上ります（図6-1）。

Ⅴ 救急救命士の未来像

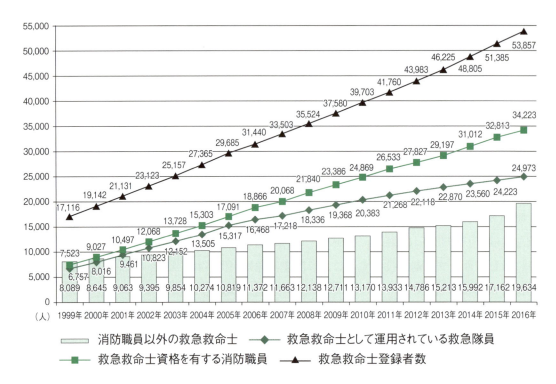

図6-1 救急救命士数の推移と消防とその他の救急救命士の割合

3 救急救命処置

　救急救命士が行う「救急救命処置とは，その症状が著しく悪化するおそれがあり，又はその生命が危険な状態にある傷病者（以下「重度傷病者」という）が，病院又は診療所に搬送されるまでの間に，当該重度傷病者に対して行われる気道の確保，心拍の回復その他の処置であって，当該重度傷病者の症状の著しい悪化を防止し，又はその生命の危険を回避するために緊急に必要なもの」をいいます（救急救命士法第2条第1項）。

　法的には，医業は医師以外の者は行うことができません。また診療の補助は保健師助産師看護師法で，これらの資格者のみがその業務を行うものとされています（業務独占）が，救急救命士は救急救命士法第43条にて「保健師助産師看護師法第31条第1項及び第32条の規定にかかわらず，診療の補助として救急救命処置を行うことを業とすることができる」とされています。

　救急救命処置とは具体的には**表6-1**に示した内容を指します。救急救命士が実施する救急救命士処置には大きく2種類あります。1つは医師の具体的な指示が必要な特定行為といわれるものです。もう1つは医師の包括的指示（医師に事前に指示をもらっている状態）

表6-1　救急救命士が実施する救急救命処置

一般人でも可能		医師の包括的な指示（救急救命士）医師による指導・助言（救急隊員）			医師の具体的指示（特定行為）
・必要な体位の維持、安静の維持、保温 ・体温・脈拍・呼吸数・意識状態・顔色の観察 ・ハイムリック法及び背部叩打法による異物の除去 ・骨折の固定 ・圧迫止血 ・呼気吹き込み法による人工呼吸 ・胸骨圧迫 ・用手法による気道確保	・自動式除細動器による除細動 ・酸素吸引器による酸素投与 ・バッグマスクによる人工呼吸 ・経口エアウェイによる気道確保 ・口腔内の吸引	・特定在宅療法継続中の傷病者の処置の維持 ・自動式心マッサージ器の使用による体外式胸骨圧迫心マッ ・ショックパンツの使用による血圧の保持及び下肢の固定 ・パルスオキシメーターによる血中酸素飽和度の測定 ・経鼻エアウェイによる気道確保 ・鉗子・吸引器による咽頭・声門上部の異物の除去 ・心電計の使用による心拍動の観察及び心電図伝送 ・血圧計の使用による血圧の測定 ・聴診器の使用による心音・呼吸音の聴取	・気管内チューブを通じた気管吸引 ・血糖測定器（自己検査用グルコース測定器）を用いた血糖測定 ・自己注射が可能なアドレナリン製剤によるアドレナリンの投与 ・産婦人科領域の処置 ・小児科領域の処置 ・精神科領域の処置	・乳酸リンゲル液を用いた静脈路確保のための輸液 ・食道閉鎖式エアウェイ、ラリンゲアルマスク及び気管内チューブによる気道確保 ・アドレナリンの投与 ・非心停止低血糖傷病者に対するブドウ糖溶液投与 ・心停止ショック傷病者への乳酸リンゲル投与

応急処置（左側）／**救急救命処置**（中央～右側）

（平成4年指第17号「救急救命処置の範囲等について」　改正平成21医政指発0302001より）
※平成26年度より下記の2項目が救急救命処置に追加された。
（1）低血糖が疑われる患者の血糖測定と低血糖患者へのブドウ糖溶液の投与
（2）心肺機能停止前の静脈路（静脈内への薬剤投与経路）確保と点滴投与の実施

で実施する処置です。あくまでも表6-1は救急隊員の中での区分です。つまり，応急処置と書かれている部分は救急救命士の資格を持たない救急隊員が実施することが可能な範囲です。もっとも，これらの規定を厳密に当てはめると下記のとおりになりますので，それぞれの規定の整合を図る必要があります。すなわち，「パルスオキシメーターによる血中酸素飽和度測定」を例にあげると，救急救命士が実施する場合は救急救命処置にあたるため，搬送途上にて重度傷病者にのみ包括的指示下で実施可能なものとなりますが，救急救命士ではない救急隊員が行う場合は救急業務の中の一つという位置づけになります。厚生労働省の通知「医師法第17条，歯科医師法第17条及び保健師助産師看護師法第31条の解釈について（通知）医政発第0726005」によれば，本行為はそもそも医行為ではないとさ

Ⅴ　救急救命士の未来像

れています。この矛盾をそのまま受け取ると，救急救命士という医療資格を持った者が
もっとも「パルスオキシメーターによる血中酸素飽和度測定」することに制約を受けるこ
ととなります。

4　救急救命士に求められているものとは？

　救急救命士は医師の指示の下に救急車での搬送途上に重度傷病者に対して，点滴や薬剤
投与，気管挿管などの医療行為を実施できる資格です。では，救急車を呼ぶ方たちは実際
には救急救命士に何を求めているのでしょうか？　救急救命士を除く一般市民1,650人に
「あなたは救急救命士に次のそれぞれの項目について実施してほしいと望みますか？」と
いうアンケートをとってみました。その結果は図6-2のとおりでした。

　もっとも求めている割合が多かったことは「迅速な病院への搬送」でした。次いで「応
急処置・心肺蘇生法」，「病院選定や重症度・緊急度等の判断」であり，そのあとに「特定
行為」という結果でした。この結果は救急救命士として，いざ必要というときに特定行為
が実施できることは当たり前であるということを前提としたうえで，目にみえない判断力
や観察，搬送といった点に大きな期待が寄せられているといえます。

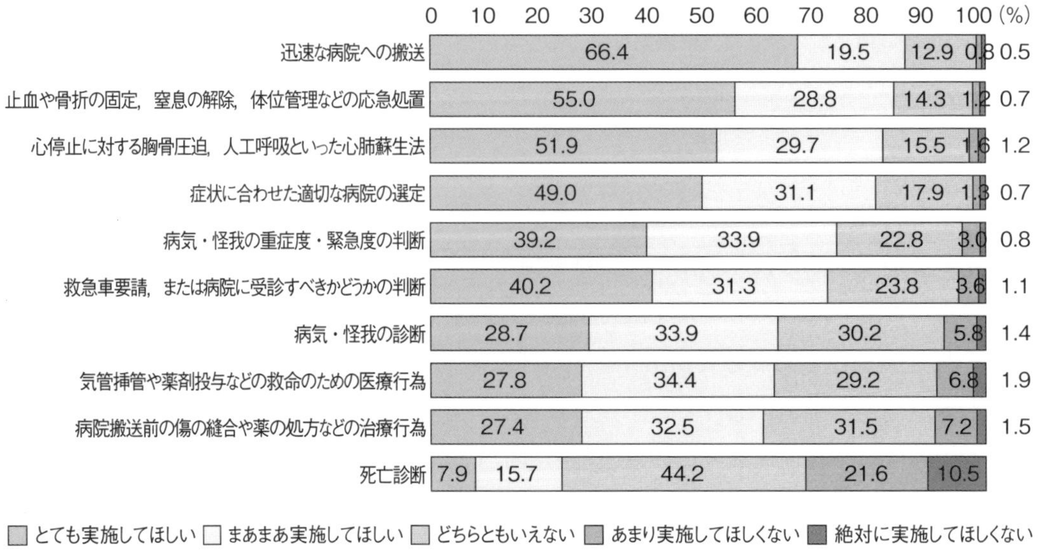

	とても実施してほしい	まあまあ実施してほしい	どちらともいえない	あまり実施してほしくない	絶対に実施してほしくない
迅速な病院への搬送	66.4	19.5	12.9	0.8	0.5
止血や骨折の固定，窒息の解除，体位管理などの応急処置	55.0	28.8	14.3	1.2	0.7
心停止に対する胸骨圧迫，人工呼吸といった心肺蘇生法	51.9	29.7	15.5	1.6	1.2
症状に合わせた適切な病院の選定	49.0	31.1	17.9	1.3	0.7
病気・怪我の重症度・緊急度の判断	39.2	33.9	22.8	3.0	0.8
救急車要請，または病院に受診すべきかどうかの判断	40.2	31.3	23.8	3.6	1.1
病気・怪我の診断	28.7	33.9	30.2	5.8	1.4
気管挿管や薬剤投与などの救命のための医療行為	27.8	34.4	29.2	6.8	1.9
病院搬送前の傷の縫合や薬の処方などの治療行為	27.4	32.5	31.5	7.2	1.5
死亡診断	7.9	15.7	44.2	21.6	10.5

図6-2　あなたは救急救命士にそれぞれの項目について実施してほしいと望みますか？（n＝1,650）

5 救急救命士の専門性

　専門性とは限られた分野の学問や職業にもっぱら従事することであり，学問や職業，特定の領域に関する高度な知識と経験を持ち合わせた者を示します。

　この専門性と前述の結果を踏まえ，救急救命士は自分自身の専門性や特化した能力は何だと思っているかという質問を120人の救急救命士に実施しました。結果は実に面白いものとなり，そこでも前述のアンケートと同じように，「重症度・緊急度判断」，「観察」，「病院選定」，「搬送」といった結果になりました（図6-3）。

　これらのことから，救急救命士というと気管挿管や薬剤投与などの特定行為といわれる医療行為が前面に出てきますが，実はそれらの特定行為がいつ，どのタイミングで必要かという判断も含め，検査等の環境が整っていない中での重症度・緊急度の判断を行うということと，その判断に基づいた病院選定と適切な搬送方法の判断と実施ということが実は救急救命士の専門性といえます。

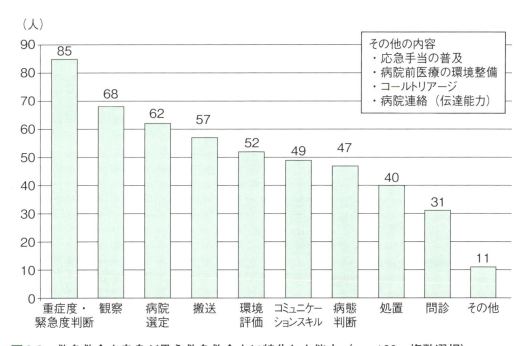

図6-3　救急救命士自身が思う救急救命士に特化した能力（n＝120　複数選択）

Ⅴ 救急救命士の未来像

6 救急救命士が求められている場所

　救急救命士の多くは消防機関に所属し，救急隊員を職業としています。これは現在では，救急救命士が特定行為を実施する場所が法律により制限されているからです。しかし，それは実施できる特定行為が制限されているわけで，その知識を活用することや誰もが実施できる応急手当まで制限されているわけではありません。

　救急救命士がさまざまな場所に常駐することにより，増えつづける救急車要請を抑制することや，本当に救急車が必要な状態の判断といった救急車の適正利用にも重要な役割を担うことができるようになります。そのため，救急救命士は図6-4のように消防機関や救急病院，民間の救急搬送会社はもちろんこと，それ以外にも空港や駅，介護保険施設，集客施設やスポーツ施設などに常駐させたほうがよいという意見がありました。こういった場所に救急救命士が常駐することにより，救急救命士の職域がより拡大していき，国民の安心・安全を守る一端を担うことができるようになると考えます。

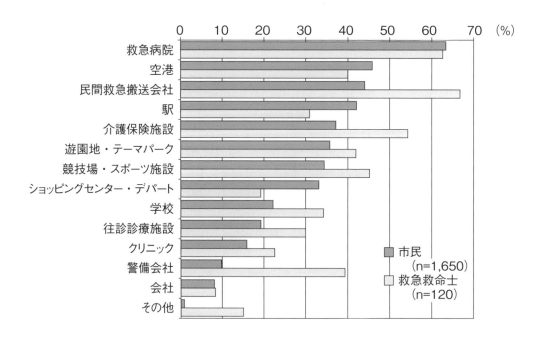

図6-4 「救急救命士が常駐していたほうがいいと思う場所はどこですか？」の結果

7 救急救命士のこれから

　平成3（1991）年にわが国において救急救命士制度が発足後，時代の変遷に伴い特定行為の拡大やメディカルコントロール体制の整備等，さまざまな改革が実施され，救急救命士を中心とした病院前救急医療体制の充実が図られてきました。さらに，病院内で医師による診療が始まる前の段階から医療が始まる現代の日本の救急医療体制において，さまざまな職種がかかわるチーム医療の一員として，救急救命士として求められる業務の内容や，これに伴い責任は今後もより重くなっていきます。そこで必要になるものは，医療従事者としての自律，すなわちProfessional Autonomyです。

　Professional Autonomy（プロフェッショナルオートノミー）とは1987年にマドリッド宣言で提唱された言葉で，Autonomy（自律）をProfess（公言）することです。それを救急救命士に当てはめると，まず1つ目に救急救命士としての己を律することに継続的に責任を持たなければならないということです。そして2つ目に傷病者を救命するために，救急救命士としての業務の質，自身の知識と技術，臨床能力を維持・向上するために自己研鑽するということがいえます。

　この2つが救急救命士としてのProfessional Autonomyであり，さらにこれから救急救命士の社会的認知度の向上や救急救命士という資格の自律を目指していくために，「救急救命士学」という学問体系の構築が必須であり，その学問体系を構築するための土台となる学会を組織する必要があります。こうした一歩一歩を救急救命士自身が自ら行っていくことにより，救急救命士がますます社会に必要とされる資格になっていき，その結果がさらに多くの人の救命につながっていくと確信しています。

（喜熨斗智也）

| JCOPY | 〈(社)出版者著作権管理機構 委託出版物〉 |

本書の無断複写は著作権法上での例外を除き禁じられています。
複写される場合は，そのつど事前に，下記の許諾を得てください。
(社)出版者著作権管理機構
TEL. 03-3513-6969　FAX. 03-3513-6979　e-mail：info@jcopy.or.jp

改訂第2版　新解釈　わかりやすい救急救命士法
―救急救命士の未来像と新たな法解釈―

定価（本体価格2,000円＋税）

2014年2月5日　第1版第1刷発行
2018年5月31日　第2版第1刷発行

総合監修／一般社団法人病院前救護統括体制認定機構
発行者／佐藤　枢
発行所／株式会社　へるす出版
　　　　〒164-0001　東京都中野区中野2-2-3
　　　　電話　03-3384-8035〈販売〉　03-3384-8155〈編集〉
　　　　振替　00180-7-175971
　　　　http://www.herusu-shuppan.co.jp
印刷所／広研印刷株式会社

©2018 Printed in Japan　　　　　　　　　　　　〈検印省略〉
乱丁，落丁の際はお取り替えいたします。
ISBN978-4-89269-946-7